RENATO SÁ

Pai GRÁVIDO

COMO SE PREPARAR PARA A JORNADA MAIS IMPORTANTE DA SUA VIDA

DOC®
CONTENT

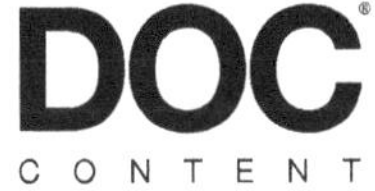

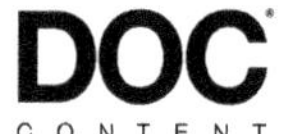

SP Av. Santa Catarina, 1.521 - Sala 308 - Vila Mascote - SP - (11) 2539-8878
RJ Estrada do Bananal, 56 - Jacarepaguá - Rio de Janeiro - RJ - (21) 2425-8878
USA 4929 Corto Drive - Orlando - FL - 32837 - 1 (321) 746-4046

www.universodoc.com.br | atendimento@doccontent.com.br

CEO
Renato Gregório
Gerente geral
Sâmya Nascimento
Gerente editorial
Thaís Novais (MTB: 35.650/RJ)
Gerente de conteúdo
Marcello Manes
Coordenador médico
Guilherme Sargentelli
Coordenadora de Pró-DOC
Alice Selles
Revisão
Bruno Aires e Leonardo de Paula
Capa e diagramação
Douglas Almeida
Gerentes de relacionamento
Fabiana Costa, Karina Maganhini, Michele Baldin, Selma Brandespim e Thiago Garcia
Assistentes comerciais
Heryka Nascimento e Jessica Oliveira
Produção gráfica
Pedro Henrique Soares
Propostas
Andrezza Vieira

Sá, Renato

Pai Grávido: como se preparar para a jornada mais importante da sua vida / Renato Sá - Rio de Janeiro: Editora DOC, 2019. 1ª edição - 104p.

ISBN: 978-85-8400-113-2

1. Pai Grávido: como se preparar para a jornada mais importante da sua vida. I. Sá, Renato

CDD-618.92

SUMÁRIO

I

HISTÓRICO DA PATERNIDADE

A paternidade não é um papel fixo que sempre existiu. Cada geração e cada cultura interpretam de forma diferente o que é ser pai. O vínculo paterno, ao longo da História, sempre esteve intimamente ligado à visão social do que é ser um homem.

Quando buscamos estudar as mudanças ocorridas no modelo de paternidade no decorrer da história, somos forçados a acreditar que nas tribos primitivas era função da figura paterna a provisão de alimentos, o que resultaria, na maioria das vezes, no afastamento do pai do núcleo familiar. A despeito de que tal modelo de família tenha existido em uma minoria de tribos, para a grande maioria, os pais estavam presentes na maior parte do tempo. Em algumas dessas comunidades primitivas, ambos os sexos caçavam e forrageavam juntos. Nelas, havia uma cultura de orgulho entre os homens que estavam perto de seus filhos. Era perigoso para um bebê ficar isolado ou sob supervisão de alguém que não tivesse força suficiente para defendê-lo, assim, era papel do pai, em muitas dessas comunidades de caçadores-coletores, transportar os filhos com segurança.

Outro mito que nos remete às comunidades mais primitivas é o da figura paterna como o modelo familiar de masculinidade a ser seguido pelos filhos. Ele também não se sustenta na grande maioria das culturas indígenas, pois elas permitiam que uma série de figuras masculinas significativas guiassem uma criança, especialmente do sexo masculino, para a vida adulta.

Já nos séculos anteriores à Revolução Industrial, as famílias conviviam em comunidades eminentemente rurais. O trabalho do pai era feito em casa e não em um local de trabalho separado. A paternidade era exercida principalmente em um sistema de família extensa, com esposa, pais, filhos e outros parentes. Havia fortes laços de parentesco entre toda a família, e o pai mantinha a autoridade na família, modelo influenciado pelo Cristianismo e, mais tarde, pelo "Racionalismo". Cabe ressaltar que, nessa época, em que 8% das mulheres morriam durante o parto, muitos homens eram pais isolados. O número formado por grandes famílias apoiava esse indivíduo no exercício da paternidade.

O estilo patriarcal de relacionamento familiar continuou até meados do século XVIII, quando um novo conceito de paternidade começou a se desenvolver na Europa e, rapidamente, se espalhou pelo mundo. Nessa nova visão, os pais não agiam mais como figuras de autoridade rígidas, mas aumentavam seus papéis como professores morais.

Durante os séculos XIX e XX, quando da ascensão do industrialismo e da urbanização, a vida familiar continuou a se transformar. Os homens trabalhavam nas fábricas, enquanto as mulheres ficavam em casa durante o dia, encarregadas do cuidado dos filhos e do lar, tornando-se as mães o núcleo estável das famílias, ao assumirem os papéis de professora moral e disciplinadora. Entretanto, os pais eram os provedores, o que os mantinha no papel de "chefes" e disciplinadores das famílias. Essa nova estrutura familiar manteve o pai distante das mais fortes correntes de sentimentos e emoções que fluíam dentro e entre os membros da família.

O declínio do patriarcado e o aumento da importância das mães na vida familiar do século XIX reduziram a autoridade do pai. No início do século XX, com muito menos autoridade no lar do que no começo do século anterior, suas funções como educador moral e cuidador insubstituível se foram. O papel de chefe da família foi se tornando apenas uma formalidade, permitindo o surgimento de um novo "modelo de pai", mais emocionalmente engajado e democrático. O papel desempenhado pelo homem no ambiente doméstico passou a ser de "um bom marido", que apoia sua esposa no preenchimento de seu lugar natural de cuidadora e educadora, ao mesmo tempo em que se retirava do cuidado direto dos filhos.

Alguns autores consideram que a separação do local de trabalho da vida doméstica, ao minar a autoridade tradicional paterna, gerou duas tendências opostas: o pai ausente e o pai envolvido. Para alguns homens, a falta de um papel paternal dominante nas famílias modernas tornou possível para eles se retirarem psicológica e fisicamente de suas famílias. Para outros, livres, agora, da formalidade tradicional do patriarcado, passou a ser possível um engajamento maior na sentimentalidade da família, o que aumentou a intimidade com os filhos. A paternidade moderna passou, então, a situar-se entre esses dois conjuntos de polos opostos: a ausência do pai *versus* o envolvimento deste e o pai como provedor em oposição ao seu papel de cuidador.

Ainda no início do século XX, mais alguns eventos sociais influenciaram diretamente o papel do pai diante da família. A grande depressão dos anos de 1930 e o consequente aumento do desemprego estremeceram ainda mais a autoridade familiar da figura paterna. Muitos homens passaram a ficar em casa, mas em circunstâncias "vergonhosas", descortinando o verdadeiro objetivo do pai na época: o sustento financeiro. Ficou claro que o envolvimento paternal não era o principal objetivo, o que fragilizou ainda mais a posição do pai.

Há que se considerar, ainda, o papel das Guerras Mundiais, que levaram o pai para fora de casa e, muitas vezes, ele não retornou. As mulheres passaram a atuar como forças de trabalho, tomando gosto pela vida profissional e pelo papel de chefe de família. Em contrapartida, a ausência do pai no período da guerra promoveu uma extensa discussão, voltando a reconhecer a importância da presença do pai nos contextos familiar e social. Houve, em seguida, um retorno à certeza dos papéis familiares que tinham sido interrompidos pela depressão dos anos de 1930 e a guerra dos anos de 1940.

Na segunda metade do século XX, cresceu o nível de envolvimento do pai, embora ainda não fosse tão forte como o da mãe. O maior comprometimento do pai passou a ser marca registrada da paternidade moderna. A partir da década de 1960, a diminuição progressiva da distinção entre paternidade e maternidade levou a uma reavaliação de masculinidade, feminilidade e família. Muitos dos valores fundamentais da maternidade, como a sensibilidade, a ternura e a nutrição, invadiram o universo da paternidade ao longo das décadas, levando os homens a se adaptarem, de alguma forma, e a negociarem a identidade de gênero. A tendência moderna é uma paternidade andrógina, que inclui aspectos femininos e masculinos no papel do pai, como resultado do movimento das mulheres e da remodelação subsequente dos papéis de gênero. Como parte desse movimento, mais pais tornaram-se participativos na assistência emocional aos filhos.

Com as mulheres conseguindo mais espaços em áreas anteriormente dominadas pelos homens, os papéis de gênero entraram em jogo e os pais começaram a se sentir orgulhosos de seu envolvimento em casa e desejosos de fazer mais do que isso. Passou a ser mais divulgada a figura do "novo pai" - esse conceito não significa uma inexistência dessa postura paterna em todas as eras da evolução familiar, mas que esse jeito de ser pai tornou-se mais visível e comum na atualidade.

Esse "novo pai" expressa uma masculinidade que está em harmonia com o impulso evolucionário de nossos tempos. Os homens continuam as tendências das gerações anteriores, de criar um ideal mais generativo e emocionalmente competente para si mesmos, que se refletem no modelo de paternidade. Estando o futuro da paternidade intrinsecamente ligado às mudanças que os homens criam para si mesmos, é possível que o "novo pai" passe a ser uma força para a mudança cultural que se estenda muito além do âmbito familiar.

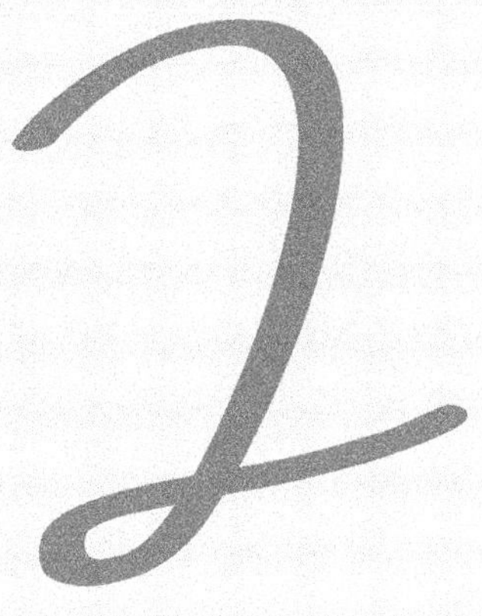

CUIDADOS DO HOMEM NA PREPARAÇÃO PARA A GRAVIDEZ

CUIDADOS PRÉ-CONCEPÇÃO

Antes mesmo de pensar em aumentar a família, o homem precisa iniciar os cuidados tanto com a saúde física quanto com a emocional. Além disso, a gravidez deve ser um projeto a ser elaborado a dois, como falarei mais a respeito no capítulo 3.

O planejamento deve preceder a gravidez, pois danos ao desenvolvimento fetal podem ocorrer antes mesmo que a gravidez seja percebida. O futuro pai deve procurar pelo aconselhamento pré-concepcional na consulta anual de rotina. Aguardar a primeira consulta pré-natal para começar a se cuidar pode ser um pouco tarde, já que o pré-natal é iniciado, geralmente, entre seis e oito semanas de gestação e, nesse tempo, alterações relacionadas a alguma doença transmissível, por exemplo, já podem ter ocorrido.

DANDO O PRIMEIRO PASSO

O futuro pai precisa fazer um plano e agir. Seja um plano escrito ou não, pense sobre seus objetivos relacionados a ter filhos ou não e em como alcançá-los. Todo homem poderá, sem dúvida, se beneficiar por ter um plano de vida reprodutiva baseado em seus valores pessoais, metas e recursos.

Para fazer um plano, pense, inicialmente, sobre seus objetivos de formação, trabalho ou carreira, em outras coisas importantes em sua vida e, então, em como a paternidade se encaixaria com tais propósitos. Se você quer ter filhos um dia, pense sobre quando e em que condições quer a gravidez. Isso pode ajudar a garantir que você e sua parceira estejam saudáveis e prontos quando escolherem o momento de ter um bebê. Se não quer ter filhos agora, pense em como prevenir a gravidez e em que medidas pode adotar para ser tão saudável quanto possível até que chegue o momento.

Tente incluir tantos detalhes quanto for possível no plano. Certifique-se de conversar com profissionais da Saúde que possam ajudá-lo a fazer o planejamento e a atingir os objetivos. Uma vez que esteja pronto, tome as atitudes de maneira coerente. Por exemplo, se decidiu parar de fumar, emagrecer ou tratar qualquer problema de saúde, busque a ajuda necessária. Tenha em mente que o plano não precisa ser radical e imutável, pois imprevistos acontecem. Então, planeje-se hoje, pense um pouco a cada ano e faça as mudanças necessárias ao longo do caminho.

PLANEJANDO A FAMÍLIA

Entende-se por **planejamento familiar** o controle do número de filhos e intervalos entre gestações com o objetivo principal de garantir o bem-estar do(s) bebê(s) e do casal. Habitualmente, se fala em planejamento familiar após a chegada do primeiro ou do segundo filho, mas o momento escolhido para aumentar a família deve coincidir com o amadurecimento do casal para assumir tamanha responsabilidade. A falta de planejamento pode gerar problemas sociais, pois famílias não estruturadas ou sem condições de criar os filhos recorrem, muitas vezes, a práticas ilegais, como o aborto.

> O planejamento familiar, o pré-natal, o parto e o controle de doenças sexualmente transmissíveis são direitos de todo cidadão, segundo a lei 9.263, de 12 de janeiro de 1996.

Como todo processo de saúde ou de doença, a gravidez desenvolve-se dentro de um contexto sociocultural, que deve determinar sua ocorrência e evolução. O planejamento familiar também passa pelo planejamento financeiro. Famílias muito pobres acabam ficando ainda mais pobres quando têm muitos filhos. A falta de planejamento e, também, a precocidade das gestações podem comprometer as trajetórias social, educacional e econômica das famílias. Dessa forma, o planejamento familiar deve ser compreendido como uma estratégia que, adequada às características socioculturais, seja determinante para o sucesso da concepção, da gestação, do parto, do crescimento e do desenvolvimento infantil. Uma gravidez não planejada e/ou com acompanhamento inadequado pode apresentar riscos, muitas vezes evitáveis, para a mãe e para o bebê. Sobre planejamento financeiro, falarei mais a respeito no capítulo 10.

COLOCANDO O PLANO EM PRÁTICA

Ante a decisão de engravidar, aconselha-se a realização de uma consulta pré-concepcional do casal, mas, como dito anteriormente, os cuidados podem ter início na consulta de rotina. Essa precocidade ajuda a diminuir os riscos para a gravidez, permitindo detectar, modificar ou até eliminar alguns fatores que condicionam negativamente a gestação. O período de maior sensibilidade para o bebê situa-se entre os 17 e 56 dias após a fecundação, quando começa a formação dos órgãos, antes mesmo de muitas mulheres reconhecerem que estão grávidas ou terem a chance de iniciar os cuidados pré-natais. É importante reforçar que as atividades de promoção da saúde e os cuidados antes, durante e após a concepção oferecem benefícios reconhecidos para a saúde do binômio mãe-bebê.

De uma forma geral, a consulta pré-concepcional, segundo o Ministério da Saúde, consiste na entrevista do casal, em que se procura:

• Eliminar ou minimizar conhecidos problemas de saúde do casal que possam interferir negativamente na gravidez;

• Identificar fatores até então desconhecidos do casal que podem afetar a gestação;

• Reconhecer possíveis riscos genéticos e alertar sobre eles;

• Minimizar o risco de perda gestacional a partir da identificação e tratamento de infecções, problemas endócrinos ou uso de medicações para casais com perda gestacional de repetição;

• Diminuir o risco de más-formações fetais, a partir de condutas como: orientação para evitar exposições conhecidamente danosas, prescrição de ácido fólico no período periconcepcional, aconselhamento sobre vacinas e prevenção de infecções;

• Orientações sobre quando procurar diagnóstico e tratamento para infertilidade conjugal.

Quem tem condições de planejar uma gravidez com bastante antecedência ajuda seu bebê a nascer muito mais saudável!

Nessa consulta, podem ser identificados, ainda, problemas relacionados à infertilidade. Para casais que não conseguem ter filhos, o ideal é se programar para métodos como a fertilização *in vitro*, a inseminação artificial ou a adoção de crianças.

A seguir, discutiremos algumas ações importantes para o cuidado do homem e de sua família:

1) PREVENIR E TRATAR DOENÇAS SEXUALMENTE TRANSMISSÍVEIS (DSTs)

As consequências de uma DST podem ser significativamente graves, até mesmo fatais, para uma mulher e seu bebê se a infecção ocorrer durante a gestação. Proteja a si mesmo e a sua parceira de DSTs durante a gravidez. A maioria delas pode ser diagnosticada com um teste simples, mas nem todos os médicos solicitam esses testes em uma consulta de rotina. Por isso, é melhor pedir ao especialista para verificar se você é portador de alguma DST. Não tenha preconceito em lidar com essas doenças, pois, no caso de uma DST não tratada, a infecção vai permanecerá, podendo se espalhar e causar sérios problemas de saúde. Lembre-se: as DSTs podem representar um grande risco para o bebê.

Portanto, algumas medidas são necessárias caso haja suspeita ou certeza do diagnóstico:

a) Certifique-se de informar sua parceira para que ela possa ser testada e tratada, se necessário;

b) Evite fazer sexo até que tenha iniciado o tratamento, para que não se infectem mutuamente;

c) Algumas DSTs podem ser tratadas e curadas com antibióticos. Se sua parceira está grávida, o médico pode recomendar medicamentos para tratar a DST de forma segura;

d) Use corretamente o medicamento para ter certeza de que está curado.

2) PARAR DE FUMAR, DE USAR DROGAS ILÍCITAS E DE BEBER QUANTIDADES EXCESSIVAS DE ÁLCOOL

Fumar, usar drogas e beber em excesso são atitudes prejudiciais à saúde. Lembre-se de que o fumo passivo pode causar morte precoce e doenças em crianças e adultos que não fumam. Uma mulher grávida exposta ao fumo passivo tem uma chance 20% maior de dar à luz um bebê com baixo peso. Além disso, beber muito álcool e usar drogas pode causar infertilidade entre os homens. Se você não consegue parar de beber, fumar ou usar drogas, procure ajuda! Contate seu médico ou um centro de tratamento local.

3) TER CUIDADO COM SUBSTÂNCIAS TÓXICAS QUÍMICAS E/OU BIOLÓGICAS

A exposição a substâncias tóxicas e a outros materiais nocivos no trabalho ou em casa, como produtos químicos sintéticos, metais, fertilizantes, repelentes de insetos, fezes de gato ou de roedores e materiais infectados por vírus e bactérias, pode contaminar os homens e suas famílias. Essa contaminação pode, por exemplo, dificultar uma gravidez. Certas substâncias involuntariamente trazidas para casa por um trabalhador podem afetar a mulher ou a saúde do feto, mesmo em pequenas quantidades. Por exemplo: o chumbo trazido do local de trabalho pela pele, cabelo, roupa, sapatos, caixa de ferramentas ou carro de um trabalhador pode causar envenenamento grave entre os membros da família e provocar efeitos neurocomportamentais e de crescimento no feto. Como se sabe muito pouco sobre os riscos de substâncias químicas, os trabalhadores também devem tomar as seguintes medidas para garantir sua própria segurança e a de suas famílias:

a) Armazenar os produtos químicos em recipientes fechados quando não estiverem em uso;

b) Lavar as mãos antes de comer, beber ou fumar;

c) Evitar o contato da pele com produtos químicos. Se os produtos químicos entrarem em contato com a pele, seguir as instruções para lavagem, fornecidas na ficha de segurança do produto;

d) Para evitar contaminação doméstica: trocar a roupa contaminada e lavá-la com sabão e água antes de ir para casa; armazenar as roupas de rua em uma área separada do local de trabalho para evitar contaminação; lavar a roupa de trabalho separadamente das outras roupas; e evitar levar roupa ou objetos contaminados para casa.

4) MANUTENÇÃO DA FERTILIDADE

Mesmo que o plano de gravidez ainda seja incerto, é importante que o homem esteja atento para situações que possam afetar sua fertilidade. Em linhas gerais, o fator masculino envolvido na fecundação é o espermatozoide. Por vezes, o homem nasce com problemas que afetam seu gameta. Em outros casos, os problemas começam mais tarde na vida devido a uma doença ou lesão. O homem deve estar atento a situações que possam alterar o número de espermatozoides, como diabetes tipo 1, consumo excessivo de álcool, uso de drogas ilícitas, esteroides anabolizantes, fumo, obesidade, manuseio de substâncias perigosas (incluindo pulverização de inseticidas e metais pesados), certas patologias (caxumba, doença renal ou problemas hormonais, por exemplo) e tratamento com radiação e quimioterapia para câncer. Em algumas dessas situações, somente o médico poderá ajudá-lo. Porém, certas atitudes dependerão de iniciativas próprias.

5) MANTER O PESO ADEQUADO

As pessoas com excesso de peso ou obesas têm um risco maior de desenvolver várias patologias graves, como doenças cardíacas, diabetes tipo 2 e certos tipos de câncer. Além disso, a obesidade entre os homens está diretamente associada ao crescimento da infertilidade masculina. Indivíduos com baixo peso também apresentam risco de graves problemas de saúde. Assim, para alcançar o peso adequado, não basta somente fazer dieta alimentar, é necessário mudar o estilo de vida e isso inclui alimentação saudável e atividade física regular.

6) CONHECER A HISTÓRIA DE SAÚDE FAMILIAR

Coletar o histórico de saúde da família pode ser importante para uma gravidez saudável. Alguns problemas de saúde que foram identificados em membros de sua família (por exemplo, um problema de coração ou em qualquer outro órgão ou sistema) podem se repetir no bebê. Assim, essas informações serão relevantes e devem ser compartilhadas com o médico. Certas intercorrências podem ser de origem genética e o médico pode encaminhar você para um aconselhamento genético.

7) ATENÇÃO COM O BEM-ESTAR MENTAL

Nossa mente é responsável pela forma como pensamos, sentimos e agimos à medida que lidamos com a vida. Todo mundo sente-se preocupado, ansioso, triste ou estressado às vezes, mas se esses sentimentos não desaparecem e interferem em sua vida diária, é importante buscar ajuda. Converse com seu médico ou outro profissional da Saúde sobre seus sentimentos e opções de tratamento. Lembre-se de que, quando o bebê nascer, será importante que as coisas estejam equilibradas e que você se sinta bem sobre sua vida. Ao valorizar a si mesmo, será mais fácil enfrentar esse novo desafio.

8) ORIENTAR E APOIAR SUA PARCEIRA

É importante que você encoraje e apoie a saúde de sua parceira. Por exemplo: se ela está tentando iniciar uma alimentação mais saudável para se preparar para a gravidez, será importante juntar-se a ela e buscar também fazer o mesmo. Havendo algum problema de saúde com ela, a incentive a procurar um médico e lembre-a de seguir seu plano de tratamento.

9) ESTAR ATENTO COM O CALENDÁRIO DE VACINAS

Algumas doenças podem ser evitadas no bebê se os familiares se vacinarem, prática chamada de **Estratégia Cocoon**. A palavra inglesa *cocoon* significa "casulo" e é usada para dar nome à estratégia mundial de conscientização e estímulo à proteção de bebês ainda sem defesa imunológica contra a coqueluche. Entre os principais transmissores da coqueluche estão a mãe (32%), os irmãos (20%), o pai (15%) e os avós (8%). Esse cuidado é importante porque a coqueluche é a quinta causa de morte no mundo em menores de 5 anos. Porém, essa estratégia pode ser expandida para outras doenças. A seguir, vamos relacionar algumas doenças, quais são as vacinas que as previnem e o modo de usá-las. Certas profissões exigem um calendário específico de vacinação. Portanto, o homem deve estar atento e buscar as imunizações necessárias.

Doenças compatíveis com a Estratégia Cocoon:

a) Sarampo, caxumba e rubéola: a vacina para prevenção é a **Tríplice Viral**. É considerado protegido o homem que tenha recebido duas doses da vacina tríplice viral com idade superior a 1 ano de idade e com intervalo mínimo de um mês entre elas. Contraindicada para imunodeprimidos;

b) Difteria, tétano e coqueluche: a vacina para prevenção é a **Tríplice Bacteriana tipo adulto (dTpa) / Dupla Bacteriana (dT)**. Os homens que têm esquema de vacinação básico para tétano completo devem fazer reforço com dTpa a cada dez anos. Aqueles cujo esquema está incompleto precisam receber uma dose de dTpa a qualquer momento e completar a vacinação básica com uma ou duas doses de dT, de forma a totalizar três doses de vacina contendo o componente tetânico;

c) Catapora: a vacina para prevenção é a **Varicela**. Homens não imunizados e que não tiveram catapora devem receber duas doses, com intervalo de um a dois meses entre as doses;

d) Gripe: a vacina para prevenção é a **Influenza**. As vacinas, geralmente, são distribuídas em campanhas e devem ser usadas pelos homens que estejam classificados nos grupos de risco propostos pelo Ministério da Saúde;

e) Meningite: as vacinas são a **Meningocócica conjugada ACWY** e a **Meningocócica B**. Considerar seu uso, avaliando a situação epidemiológica e segundo orientação das autoridades sanitárias;

f) Infecções causadas por alguns sorotipos do *Streptococcus pneumoniae* (meningite, pneumonia e otite média aguda, entre outras): a vacina é a **Pneumocócica**. Indicada para pessoas com 50 anos de idade ou mais, com doença pré-existente (diabetes, obesidade ou asma) ou qualquer pessoa que queira deixar de portar e transmitir o pneumococo.

Outras doenças fora da Estratégia Cocoon:

g) Hepatite A e/ou B: a vacina para prevenção é a **Hepatite A, B ou A+B**. Homens não imunizados anteriormente para as hepatites A e B devem ser vacinados. A vacina combinada para as hepatites A e B é uma opção e pode substituir a vacinação isolada para as hepatites A e B;

h) HPV (Papilomavírus Humano): a vacina para prevenção é a **HPV**. As vacinas HPV 6, 11, 16 e 18 estão licenciadas e recomendadas para meninos e jovens de 9 a 26 anos. Devem ser tomadas três doses;

i) Febre amarela: a vacina para prevenção é a **Febre Amarela**. Buscar orientação médica para avaliar sua utilização.

Esteja atento às campanhas de vacinação do Ministério da Saúde e não deixe de participar se você estiver incluído nos grupos de interesse.

3

A GRAVIDEZ COMO UM PROJETO A DOIS

PLANEJANDO EM CONJUNTO DESDE O INÍCIO

A atuação do pai não se limita a um papel adjuvante, como o de satisfazer aos desejos incomuns de sua parceira, ou ao de acompanhante estressado que chega "suando em bicas" na maternidade e aguarda o nascimento do lado de fora. Se sua parceira está esperando um filho, você também está! A gravidez não é um problema apenas das mulheres!

Há que se considerar, no entanto, que o desejo de ter um bebê nem sempre é compartilhado. Tornar-se pai não é uma tarefa simples. Enquanto que para a mulher ter uma criança em seu ventre pode representar a realização de um desejo, para o homem pode representar um conflito emocional manifestado pela sensação de perda da liberdade ou pelo medo de dar lugar a um terceiro no relacionamento com sua parceira.

Em um mundo em que tudo está programado, incluindo a gravidez, é importante que o homem esteja envolvido no projeto de paternidade desde a suspensão do método contraceptivo pelo casal. Tanto quanto a contracepção, a gravidez também deve ser um ato voluntário do casal. No entanto, nem tudo é tão óbvio, especialmente porque o entusiasmo pelo projeto de se iniciar uma família nem sempre é 100% compartilhado entre o futuro pai e a futura mãe. O homem deve estar seguro desse passo antes de assumir os riscos da relação sexual desprotegida.

Um dos primeiros processos a serem entendidos é o desejo da paternidade, que pode surgir no homem por várias razões e em diferentes épocas. Alguns homens sempre tiveram o desejo de ter filhos, outros podem dizer, sem hesitar, que nunca os terão. Há os que têm o seu desejo de paternidade despertado somente no momento do primeiro ultrassom. Enquanto as mulheres se envolvem no projeto de gravidez na dimensão emocional, os homens o fazem na dimensão mais racional. Para as mulheres, o desejo começa a partir de seu corpo; para os homens, se dá a partir da cabeça. A ideia de ter um bebê é sempre mais abstrata para o homem do que para a mulher, pois esta leva a criança em seu ventre e a sente crescer nele. Para o homem, o bebê estará sempre fora dele, apesar de todo o envolvimento que possa demonstrar.

ESPERANDO UM BEBÊ A DOIS

Os cuidados centrados nas mulheres, durante a gravidez, são amplamente aceitos. No entanto, há cada vez menos foco em abordar as funções e as necessidades do homem que também "espera um bebê". Atualmente, existe um reconhecimento maior do papel do pai e um incentivo crescente ao envolvimento paterno nos cuidados de saúde em geral, particularmente no que diz respeito à maternidade. Em comparação com as gerações passadas, as expectativas da sociedade em relação à paternidade são, cada vez mais, voltadas para um papel completo do pai durante a gravidez, no trabalho de parto, no parto, no período pós-natal e por toda a vida desse novo ser. Para dar apoio efetivo, os próprios pais precisam ser apoiados, envolvidos e preparados.

Em algumas tribos da América do Sul, o resguardo é tomado pelo pai, antes, durante ou depois do parto da mulher. O pai – e não a mãe – toma as precauções minuciosas de dieta, posição e movimento. Tal ritual é denominado *couvade*, do Francês *couver* e do latim *cubare*, correspondendo ao "choco". Esse costume, com variadas superstições conexas, está espalhado em todo o mundo. Sociologicamente, talvez represente o primeiro passo no sentido de reconhecer a importância biológica do pai na gestação.

Mas apesar da vontade de participar da gravidez de suas parceiras e do parto, os homens, por vezes, têm dificuldades em encontrar seu lugar durante esses nove meses.

Aqui estão algumas formas simples de ser parte dessa viagem, sem necessariamente participar da *couvade*:

1) Acompanhar sua parceira em consultas médicas mensais e/ou ultrassonografia. Isso permitirá ouvir o batimento cardíaco do bebê, descobrir as primeiras imagens dele e aprender um pouco mais sobre seu desenvolvimento;

2) Perceber os movimentos do bebê e interagir com ele ainda dentro do útero. Por volta do quinto mês, o bebê reage quando se toca no ventre da mãe. Esses jogos de contato permitem que o pai se comunique melhor com seu filho durante a gravidez e após o nascimento;

3) Participar ativamente na preparação para o parto. É difícil ver "sofrer" a mulher que você ama sem ser capaz de dar alguma forma de alívio. Para evitar a alienação no dia do parto, é importante participar na preparação: não é só imitar respirações durante as contrações, mas descobrir formas efetivas para ajudar. Massagear sua esposa, por exemplo, ajudá-la a relaxar entre as contrações para se recuperar e oxigenar o bebê, auxiliá-la na repetição dos exercícios de relaxamento ensinados durante a preparação ou simplesmente se manter calado nos momentos certos são atitudes que tornam o pai um ator do evento;

4) Demonstrar com provas reais que a mulher, agora gestante, continua a ser atraente ou, até mesmo, passar tranquilidade a ela quando estiver suportando mal as modificações do seu corpo.

ENTENDENDO AS TRANSFORMAÇÕES FÍSICAS DA PARCEIRA DURANTE A GRAVIDEZ

Muitas mudanças devem ocorrer na mulher grávida para prepará-la para as demandas físicas e fisiológicas de se tornar mãe (figura 1). Algumas das transformações físicas são óbvias: o abdômen expande-se à medida que o bebê cresce e que a placenta se estabelece para permitir o crescimento e nutrição do feto em desenvolvimento. Os seios ficam maiores e mudam de forma, pois a parte das mamas anteriormente preenchida por gordura é gradualmente substituída pelas glândulas produtoras de leite.

O cérebro também passa por uma série de modificações que resultarão em mudanças das funções corporais. O controle das secreções hormonais se altera, para um padrão exclusivo do período da gravidez e da amamentação. O apetite aumenta e ela começa a comer mais e a ganhar peso. Isso ocorre porque a produção de leite requer muita energia e a natureza prepara a mãe para isso, incentivando o armazenamento de gordura durante a gravidez.

O ciclo reprodutivo é interrompido, novamente concentrando energia na gravidez presente em vez de novas ovulações. Ela também se torna menos responsiva a influências ambientais, refletindo as alterações do sistema imunológico. Essas mudanças protegem o bebê e garantem que ele esteja em um ambiente propício ao seu desenvolvimento.

FIGURA 1

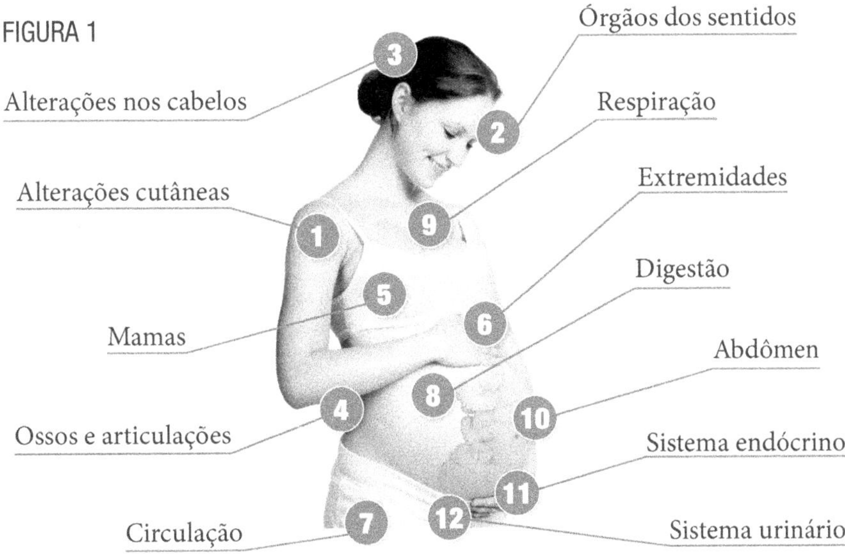

ALTERAÇÕES CUTÂNEAS

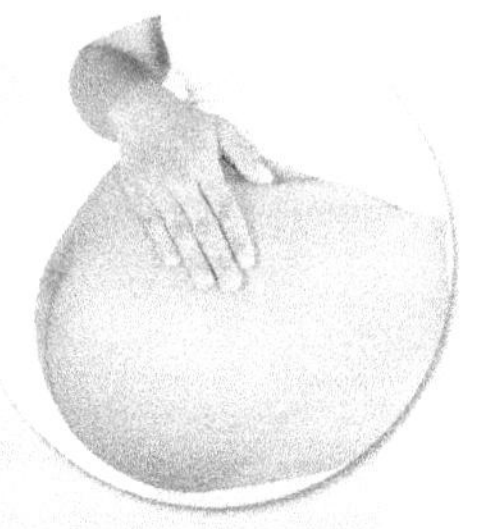

- **Aumento da pigmentação**
  - Aréola mamária
  - Períneo
  - Axilas
  - Linha média
  - Face: cloasma gravídico
- **Alterações atróficas**
  - Estrias gravídicas
- **Alterações vasculares**
  - Telangiectasia ("aranhas" vasculares)
  - Eritema palmar
- **Hipersecreção das glândulas**
  - Pele oleosa
  - Surgimento de acne

ÓRGÃOS DOS SENTIDOS

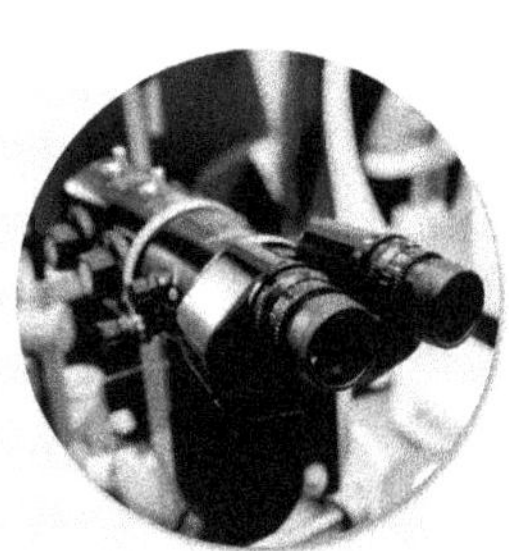

- **Olhos**
  - Aumento da pressão ocular
  - Desigualdade de diâmetro entre as pupilas
  - Hipersecreção lacrimal
  - Perda de percepção de metade do campo visual
- **Nariz**
  - Sangramento nasal
  - Rinite com obstrução nasal
- **Ouvidos**
  - Zumbidos e vertigens (por alterações circulatórias)
  - Diminuição da acuidade auditiva (principalmente para tons altos, decorrente de hiperemia na trompa de Eustáquio)
- **Boca**
  - Alterações do apetite
  - Baixa sensibilidade gustativa
  - Aumento do risco de cárie

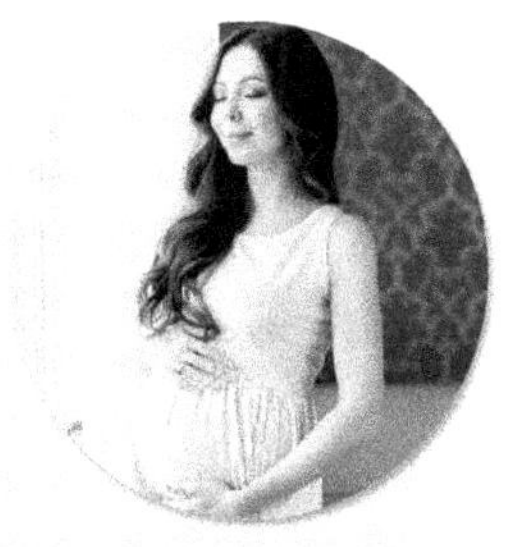

ALTERAÇÕES NOS CABELOS

- Redução da queda (durante a gestação)
- Aumento da queda (após o parto)

OSSOS E ARTICULAÇÕES

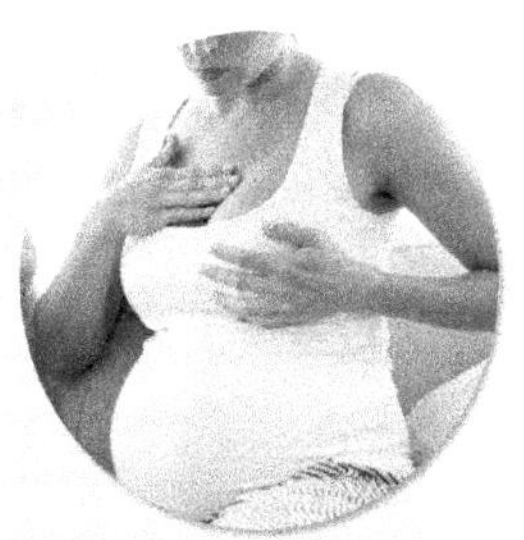

- Relaxamento dos ligamentos
- Desestabilização do equilíbrio materno (desloca seu centro de gravidade para frente)
- Acentuada lordose lombar
- Ampliação da base de sustentação - a chamada "marcha anserina" ("andar de ganso')
- Modificação da anatomia da coluna vertebral (em especial da coluna lombar) - compressões de raízes nervosas e dor lombar

MAMAS

- Aumento do volume
- Aumento dos vasos
- Dor nas mamas
- Escurecimento dos mamilos

EXTREMIDADES

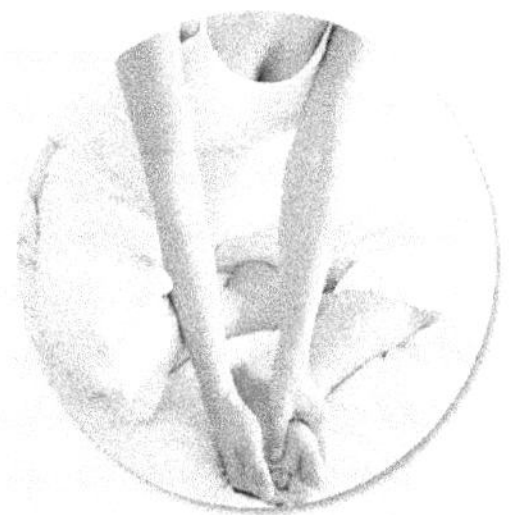

- Dormência das extremidades

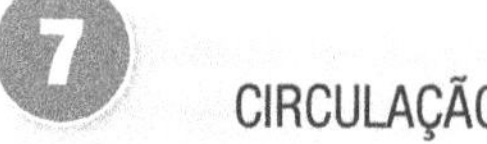

7 CIRCULAÇÃO

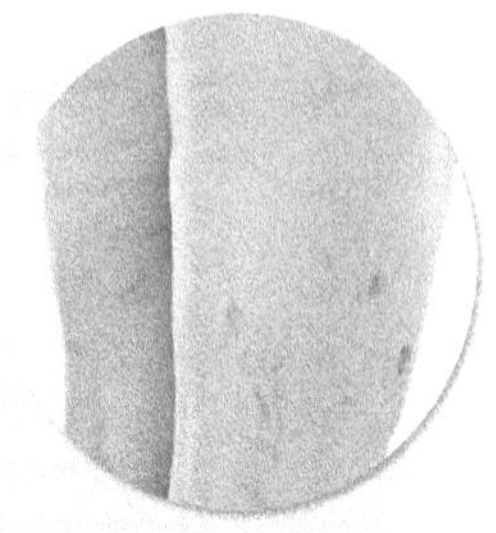

- Aumento de varizes
- Edema (retenção de líquido)

8 DIGESTÃO

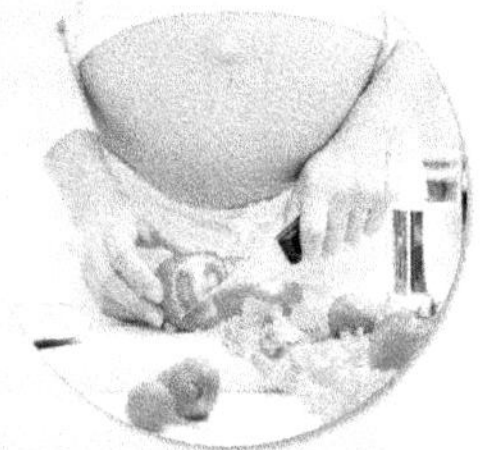

- Náuseas e vômitos (no início da gestação)
- Digestão mais lenta (sensação de plenitude e aumento de gases)
- Constipação intestinal

9 RESPIRAÇÃO

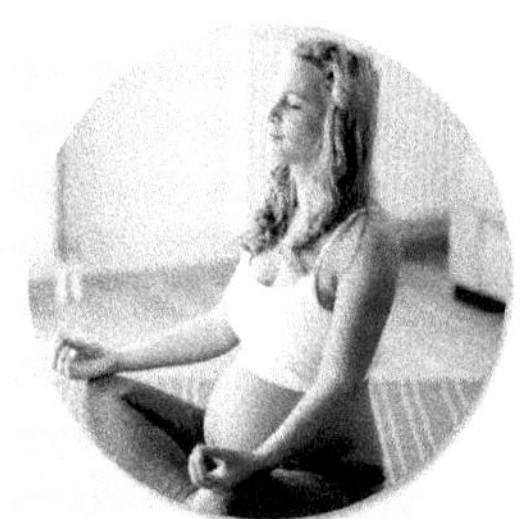

- Respiração com maior frequência

10 ABDÔMEN

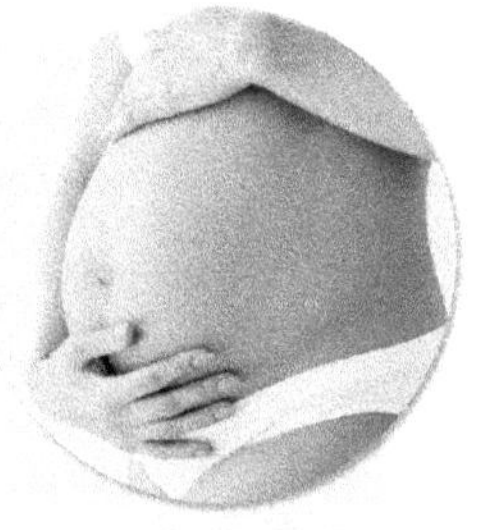

- Aumento do volume pelo crescimento do útero
- Aparecimento de estrias
- Maior acúmulo de gordura nos quadris

SISTEMA ENDÓCRINO

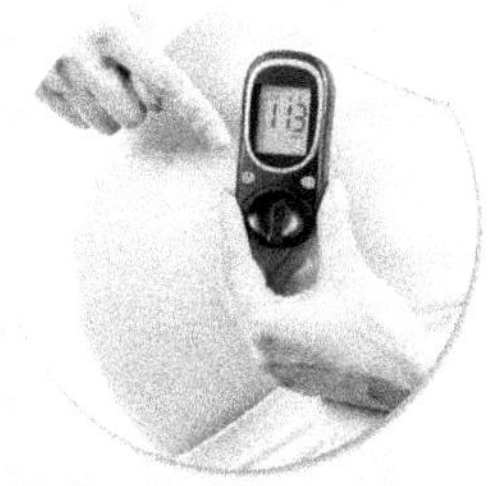

- Alteração do metabolismo de glicose (aumento do risco de diabetes gestacional)
- Aumento do risco de disfunções da tireoide
- Desaparecem as menstruações

SISTEMA URINÁRIO

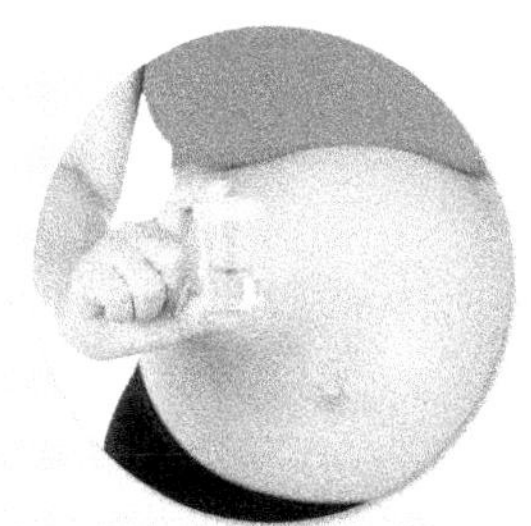

- Urina com mais frequência (principalmente no início e final da gestação)
- Podem ocorrer perdas urinárias involuntárias
- Maior risco de infecção urinária

ENTENDENDO AS TRANSFORMAÇÕES DO HUMOR E A DEPRESSÃO DA PARCEIRA DURANTE A GRAVIDEZ

Todas essas mudanças exigem que o cérebro funcione de forma diferente na gravidez, em comparação com qualquer outro tempo – é um tipo de plasticidade neuronal que adapta, especificamente, a função cerebral à maternidade. As alterações cerebrais durante a gestação contribuem para as mudanças dramáticas no humor e no comportamento, acompanhando a gravidez e o parto.

Gerir essas mudanças de humor da gestante ou da puérpera (mulher que acabou de dar à luz um filho) nem sempre é algo simples para os homens. Como eles podem enfrentar esse desafio, lidando, ainda, com suas próprias dúvidas e medos?

Há que se partir do pressuposto de que, durante a gravidez, a mulher provavelmente experimentará alguma experiência com mudanças de humor, que podem ser causadas por estresse físico, fadiga, alterações em seu metabolismo ou pelos hormônios estrogênio e progesterona. Alterações significativas em seus níveis hormonais podem afetar o nível de neurotransmissores, substâncias químicas do cérebro que regulam o humor. Mudanças de humor são mais comuns durante o primeiro trimestre, entre seis a dez semanas, e, em seguida, no terceiro trimestre, quando da preparação para o nascimento. Somam-se a isso dúvidas sobre como desempenhar bem o papel de mãe, sobre o gerenciamento financeiro da gravidez e do parto, sobre a saúde do bebê em formação ou sobre estar fazendo as coisas certas para se preparar para o nascimento. Isso tudo potencializa as mudanças físicas e emocionais da gestação e acabam por formar uma base para a grande maioria dos distúrbios de humor. Ajudar a mulher no entendimento dessas mudanças e trabalhar as dúvidas e preocupações em parceria são atitudes que podem ajudar o casal a ter uma experiência positiva. O simples fato de auxiliar a mulher a entender que é normal e esperado na gestação o que ela está experimentando pode ajudá-la lidar com essas alterações. Pode ser útil falar sobre essas mudanças e preocupações com um profissional.

A lista a seguir inclui maneiras de gerenciar e diminuir o nível de estresse de sua companheira, para ajudá-la a atravessar esse período difícil e a reduzir as oscilações do humor:

- Ajude-a a ter um boa noite de sono, para que durma o suficiente;
- Proponha certas pausas, durante o dia, para relaxamento;
- Compartilhe com ela uma atividade física regular;
- Auxilie no preparo de refeições saudáveis – é importante garantir que ela coma bem;
- Dedique mais tempo a sua parceira;
- Deixe-a tirar um cochilo quando sentir necessidade;
- Seja uma boa companhia para caminhadas regulares;
- Veja um filme a dois;
- Não a deixe ser tão dura consigo mesma, auxilie na solução de conflitos internos ou proponha ajuda profissional;
- Sugira experimentar aulas de ioga ou meditação;
- Faça-lhe uma massagem.

Porém, esteja atento a alguns sinais que possam indicar a necessidade de ajuda profissional, como se as oscilações de humor durarem mais de duas semanas e não parecerem melhorar ou se alguns sintomas de depressão aparecerem:

- Ansiedade recorrente e aumento da irritabilidade;
- Distúrbios do sono;
- Mudança nos hábitos alimentares;
- Incapacidade de se concentrar em algo por muito tempo;
- Perda de memória de curto prazo.

4

PRÉ-NATAL MASCULINO

Tanto o planejamento reprodutivo quanto as ações em saúde voltadas aos momentos da gestação, do parto e do puerpério foram pensados e direcionados às mulheres e às gestantes, enfocando o binômio mãe-criança, talvez devido ao fato de que a mãe tenha um sinal objetivo - a barriga crescendo. Dessa forma, os pais têm sido, rotineiramente, deixados de lado nos cuidados pré-natais, até mesmo no que diz respeito às pesquisas científicas. Em 2011, um pesquisador da Universidade de Missouri descobriu que o estresse relacionado à gravidez também afeta a saúde paterna, o que, por sua vez, influencia a saúde das gestantes e de seus bebês.

Reconhecer e abordar o bem-estar emocional dos homens, bem como das mulheres, é o recomendado para o bom desenvolvimento da gestação. A participação na assistência pré-natal incentiva os homens a terem um papel pró-ativo na gravidez, permitindo melhores resultados de saúde materna e infantil. Mulheres grávidas que não recebem apoio adequado são, geralmente, mais estressadas e ansiosas e, como consequência, apresentam resultados de saúde infantil inferiores aos ideais.

Por outro lado, ainda é possível encontrar obstáculos e resistências naturais a qualquer processo que envolva mudança de paradigmas e novos modelos de trabalho, por parte de uma parcela significativa das populações masculina e feminina no que tange ao engajamento dos homens no pré-natal. Isso, talvez, aconteça porque, seguindo valores passados por uma sociedade patriarcal, ainda predominantemente machista, essa mentalidade defenda a manutenção de papéis rígidos de gênero para mulheres e homens.

Mas as famílias estão mudando. Há um número maior de uniões estáveis e menos casamentos, maior controle reprodutivo, famílias com menor número de filhos, famílias com um pai, uma mãe, duas mães, dois pais... As relações de gênero também se transformaram. Por exemplo: há mais mulheres no mundo do trabalho remunerado e como "chefes de família". Toda essa transformação tem se refletido também na assistência pré-natal.

Em nosso meio médico, desde 2007, ao observar um interesse maior masculino, o Hospital das Clínicas da Faculdade de Medicina de Ribeirão Preto (SP) implantou um projeto pioneiro: o pré-natal masculino. Nesse projeto, o obstetra que atende o casal convida o homem a fazer uma série de exames, inclusive alguns que já fazem parte da rotina que a grávida tem de realizar ainda no primeiro trimestre de gravidez. O sucesso do projeto, com uma resposta positiva em mais de 80% dos casos, permitiu que o pré-natal masculino passasse a estar presente em diversas cidades do país e a fazer parte das ações da Política Nacional de Saúde do Homem, do Ministério da Saúde, com ações objetivando prevenir doenças e incluir o homem na paternidade.

APOIANDO O CUIDADO PRÉ-NATAL

O ideal é começar o apoio antes mesmo da consulta médica. Comece agora, dando atenção às pequenas coisas. Preste atenção quando a mulher estiver cansada e sugira um bom banho relaxante. Ou, talvez, apenas faça vista grossa sobre implicâncias de sua sogra. Todo esforço é válido para minimizar estresse extra.

Cuidar de sua parceira não significa adotar a postura de "saber o que é melhor para ela", mas de apoiá-la para fazer o que julgar melhor. Esteja preparado para dormir menos, mesmo antes de o bebê chegar. Especialmente no terceiro trimestre, pois envolve alguma interrupção de sono, relacionada a dores nas costas, síndrome de pernas inquietas ou, até mesmo, com os chutes do bebê. Seja paciente! Por vezes, o ronco aumenta para muitas mulheres durante a gravidez, o que pode ser mais um agravante para a privação do sono.

Não são poucos os benefícios adquiridos pelos homens ao assumirem um papel maior no cuidado. As mulheres que têm parceiros envolvidos sentem-se mais apoiadas emocionalmente e menos estressadas do que aquelas com parceiros ausentes. Homens também se beneficiam diretamente: aqueles que participam mais igualitariamente no cuidado apresentam a saúde física e a mental em melhores condições que aqueles que não o fazem.

Lembre-se de que o trabalhador pode faltar ao trabalho por até dois dias durante a gravidez da mulher, que podem ser usados para acompanhá-la em consultas e exames. É um direito novo, garantido pelo Marco Legal da Primeira Infância (artigo 37 da lei 13.257, de 8 de março de 2016, que alterou o artigo 473, acrescentando o inciso X da CLT: "até 2 (dois) dias para acompanhar consultas médicas e exames complementares durante o período de gravidez de sua esposa ou companheira.

VIVENCIANDO A GESTAÇÃO

É sabido que um número significativo de homens não se envolve com a gestação de suas parceiras, enquanto outros o fazem de forma muito intensa. A maneira como homens e mulheres vivenciam o processo da gestação é diferente. As principais alterações emocionais e comportamentais apresentadas pelos homens no decurso da gravidez incluem sentimentos como ciúme, ansiedade, inveja, insegurança, solidão, competição e exclusão. Uma possível explicação para essa "tempestade" de emoções é que os homens não podem passar pelas mesmas modificações corporais de suas parceiras, o que se soma à perda de atenção da mulher, pois passa a estar mais focada no bebê e a ocupar o centro das atenções.

Acredita-se que o homem também passa por mudanças no cérebro para poder relacionar-se e apegar-se ao bebê, além de mudanças psicológicas e sociais relacionadas com as expectativas culturais sobre o que significa ser pai. Isso explicaria porque, para alguns homens, o período de gestação suscita as mais diversas emoções e, até mesmo, sintomas físicos. Assim como as mulheres, os futuros pais podem engordar, sofrer enjoos e ter desejos e crises de choro, entre outros sintomas. Característicos da síndrome de *couvade*, esses sintomas não representam um distúrbio ou uma doença. Pelo contrário: podem demonstrar que os homens sentem, assumem e desejam a gravidez juntamente com a parceira. Algumas pessoas podem pensar que esses homens estão fingindo ou querendo chamar a atenção, mas os sintomas são involuntários.

Foi um antropólogo francês que utilizou esse nome pela primeira vez, em 1865, para descrever os hábitos que observou em comunidades primitivas diante da espera de um bebê. Essas comunidades passavam por rituais "imitando" o que acontecia com as mulheres grávidas. O homem imitava as dores do parto, deixava de fazer suas coisas e de ter qualquer esforço físico e, quando o bebê nascia, ele o colocava no peito e simulava a amamentação.

Se o fato de ficar grávida é, muitas vezes, marcante para uma mulher (o atraso menstrual e o ritual do teste de gravidez), para o homem pode ser muito abstrato, pois, de fato, para ele nada mudou, exceto o comportamento alimentar ou alguns sintomas de sua parceira. Um marco importante para a maioria dos homens é o primeiro ultrassom. Esse é o momento em que o bebê passa a participar do mundo real. Mais do que a imagem, ouvir os batimentos do coração provoca emoção real, personificando aquele novo ser.

ENTENDENDO O PRÉ-NATAL COMO CAMINHO PARA A SAÚDE DOS HOMENS

Tradicionalmente, o homem cuida menos de si mesmo e se expõe mais a situações de vulnerabilidade. Essa atitude, presente há séculos em nossa cultura patriarcal, se contrapõe a comportamentos baseados no cuidado em saúde. A imagem masculina do "ser forte" pode acarretar em práticas de pouco cuidado com o próprio corpo, tornando os homens vulneráveis a uma série de doenças.

Além disso, comparativamente, eles consomem mais álcool e outras drogas e em maior quantidade do que as mulheres. Não praticam atividade física com regularidade e se alimentam pior. As internações de homens por transtornos mentais e comportamentais devido ao uso de álcool representam 20% de todas as internações no SUS. Eles apresentam, entre outras patologias, mais doenças cardiovasculares, colesterol elevado, diabetes e hipertensão. Estão, também, mais expostos a acidentes de trânsito e de trabalho. Como consequência direta, os homens vivem, em média, 7,6 anos a menos do que as mulheres.

Portanto, ações governamentais têm focado em maior assistência à saúde dos homens. Em 2009, foi lançada a Política Nacional de Atenção Integral à Saúde do Homem (PNAISH), que tem como diretriz principal promover ações de saúde que contribuam significativamente para a compreensão da realidade singular da população masculina entre 20 e 59 anos, em seus diversos contextos socioculturais e político-econômicos. A PNAISH, implementada no Ministério da Saúde pela Coordenação Nacional de Saúde dos Homens (CNSH/DAET/SAS/MS), tem como alguns dos eixos de atuação a paternidade e o cuidado.

O impacto positivo para a saúde dos homens que participam da assistência pré-natal é bastante tangível. Além dos exames de sorologia, os homens devem aproveitar a oportunidade para a realização de exames preventivos da próstata e cirurgias, como fimose e hérnias. A assistência pré-natal torna-se, então, um instrumento para modificar a percepção masculina em relação ao serviço de saúde, para que passe a identificá-lo como um lugar aonde ele pode ir para se prevenir contra doenças e não o local para receber tratamento. De maneira geral, os homens acessam o sistema de saúde principalmente por meio da atenção especializada, com os problemas de saúde já instalados e evoluindo de maneira insatisfatória. Esse quadro gera agravos de morbidade, maior mortalidade, menos possibilidade de resolução e um ônus maior para o sistema de saúde.

Segue, abaixo, a sugestão do Ministério da Saúde no que diz respeito aos exames e aos procedimentos – cuja solicitação aconselhamos no pré-natal masculino. Caso seja detectada qualquer alteração em algum desses exames, o pai deve ser encaminhado para o tratamento ou orientação.

- Aferição de pressão arterial;
- Verificação de peso e cálculo de índice de massa corporal (IMC);
- Tipagem sanguínea e fator RH;
- Pesquisa das hepatites B e C;
- Teste para detecção de sífilis;
- Pesquisa de anticorpos anti-HIV;
- Hemograma;
- Lipidograma: dosagem de colesterol e triglicerídeos;

- Dosagem de glicose;
- Teste para detecção de doença falciforme (eletroforese da hemoglobina);
- Vacinar o pai conforme a situação vacinal encontrada. Durante o pré-natal masculino, o pai deve atualizar seu Cartão da Vacina e buscar participar do processo de vacinação de toda a família, em especial da gestante e do bebê.

A vacinação é a medida mais eficaz para evitar doenças que podem ser prevenidas. Com esse objetivo, o Programa Nacional de Imunizações (PNI) disponibiliza, para toda a família, o Calendário Nacional de Vacinação, que atende a todas as etapas da vida. No capítulo 2, já discutimos uma abordagem mais ampliada no que diz respeito à vacinação do homem.

5

PAI E MÃE NASCENDO JUNTO COM O BEBÊ

AJUDANDO COM PEQUENAS COISAS

Diante de tantas transformações e da tempestade de sensações novas experimentadas pelo casal, pode parecer difícil para o pai se inserir neste novo contexto e participar ativamente, em especial durante os primeiros dias. Para ajudar de maneira efetiva, é importante ter em mente que pequenas coisas significam muito nesse momento: uma palavra de encorajamento para sua parceira, uma oferta para ajudar com o trabalho doméstico ou cuidar do bebê enquanto ela repousa um pouco pode ser de grande valia. Esses pequenos atos podem, por exemplo, interferir positivamente no estímulo à amamentação (discutiremos mais à frente a participação do pai nesse processo). Aqui, meu intuito é discorrer sobre tarefas básicas que o pai pode desempenhar nessa direção.

TROCA DE FRALDAS

A princípio, essa tarefa parecer um desafio para o pai, mas cuidar da higiene também é sua função. Com um conhecimento mínimo sobre esses cuidados, o pai será capaz de manter seu bebê seco e confortável.

O primeiro cocô do bebê será uma substância grossa e esverdeada, chamada mecônio. Por vezes, o mecônio é difícil de ser removido durante a troca de fraldas, mas algodão ou compressa umedecida em água morna e um pouco de paciência podem ajudar a resolver o problema.

É importante lembrar de verificar a fralda do bebê com frequência, trocar após cada cocô e depois de cada mamada ou sono. Não confie no cheiro como uma indicação para mudar a fralda. Um bebê pode necessitar de dez ou mais trocas por dia. É possível perceber o momento da troca de fralda apalpando para avaliar o peso ou verificando a fralda (puxar levemente na cintura ou na abertura da perna para ver se ela está molhada ou suja). Sempre troque a fralda imediatamente quando estiver suja. Dessa forma, seu bebê ficará quente e seco, evitando as assaduras.

Alguns cuidados são importantes antes de começar a troca da fralda:

1) Escolha um lugar seguro para a troca: locais em que não haja risco de o bebê rolar ou cair. Algumas pessoas optam por usar um trocador forrando-o sobre uma mesa, cama, sofá ou até mesmo o banco de trás do carro. É possível até forrar o trocador sobre um chão limpo, caso esta seja a opção mais segura. Não tire os olhos do bebê nem por um segundo e nunca o deixe desacompanhado. Crianças, nessa fase, geralmente, se movem com muita rapidez e podem cair.

2) Mantenha na área de troca tudo o que pode ser necessário: fraldas limpas, compressas para limpeza, algodão... tudo que fizer parte de sua rotina de higiene. Quando sair, leve um saco de fraldas com esses itens essenciais para que você possa trocar o bebê de forma rápida e confortável.

3) Antes de começar a mudar a fralda, tenha em mente que alguns bebês têm a tendência a urinar assim que eles são expostos ao ar livre. É importante mantê-los relativamente cobertos durante a troca. Para os meninos, cubra o pênis com uma fralda ou pano para evitar um "banho" surpresa.

4) Se observar vazamentos frequentes, talvez seja hora de passar para o próximo tamanho de fralda.

Agora que tudo está pronto, é só seguir as etapas:

1) Remova a fralda usada e limpe entre as dobras da pele do bebê com compressa e água morna. Lembre-se de limpar sempre da frente para trás.

2) Levante o bebê cuidadosamente, segurando-o pelos tornozelos.

3) Limpe o excesso com a própria fralda velha – é possível remover uma grande quantidade de cocô com ela. Dobre, então, a fralda usada sobre si mesma, colocada abaixo do bebê. Isso impedirá que as fezes que ainda não foram limpas sujem a nova fralda antes que você tenha a chance de limpá-las. A fralda usada nessa posição também servirá para absorver qualquer novo xixi durante a fase descoberta da troca de fralda.

4) Retire a fralda usada após a limpeza do bebê e deslize uma fralda limpa para baixo dele. Algumas fraldas descartáveis têm marcações que indicam a posição onde devem ficar as nádegas do bebê.

5) O uso de cremes hidratantes ou pomadas contra assaduras deve ser discutido com o pediatra antes da alta do bebê. Se o pediatra tiver autorizado, este é o momento de aplicá-lo.

6) Feche a fralda e ajuste as abas laterais de forma que não fique muito apertada nem muito solta – uma dica é verificar se existe o espaço de, pelo menos, dois dedos entre a barriga do bebê e a fralda.

HORA DO BANHO

O banho do bebê pode ser um momento gostoso para os pais, mas também pode gerar muitas dúvidas. Segurar errado, deixar o bebê escorregar, cair água no ouvido, sabão nos olhos... É comum ouvir de alguns pais que eles sentem medo de dar banho no bebê. Se esse é o seu caso, tenha calma!

Peça sempre orientação ao pediatra, inclusive na hora de comprar produtos para uso no banho. A pele do bebê é muito sensível. Mais fina que a pele do adulto, ela ainda não é totalmente eficaz em sua função protetora. São necessários cuidados especiais para evitar lesões que comprometeriam as funções essenciais da pele. Afinal, é ela que regula a temperatura do corpo, exerce uma barreira contra toxinas e infecções, mantém a água e o sal do organismo e responde pela sensação tátil. Preservar a integridade da pele é de fundamental importância, especialmente a do recém-nascido. O uso de produtos inadequados, como borrachas antiderrapantes para a banheira, pode não ser muito higiênico e reter bactérias. Medicações cutâneas, por sua vez, podem alterar a função da pele, aumentando os riscos de infecção.

Outra questão importante é que vivemos em um país tropical, com hábitos diferentes. Portanto, algumas recomendações de sites internacionais, por exemplo, não valem para nós. Vale a insistência em sempre consultar o pediatra sobre qualquer dúvida, antes de assumir uma rotina para o bebê.

Antes de começar o banho, é importante que tudo esteja preparado. Certifique-se de que os suprimentos estejam à mão e que o ambiente esteja também aquecido antes de despir o bebê.

Se esqueceu de algo ou precisa sair do quarto por qualquer motivo, leve o bebê com você. Para isso, mantenha uma toalha seca a seu alcance. Nunca deixe um bebê sozinho no banho, mesmo por um instante.

A maioria dos pais acha mais fácil dar banho em um recém-nascido em uma banheira. Encha a bacia com aproximadamente "três dedos" de água (aproximadamente 5 centímetros de altura). Avalie a temperatura da água na parte interna de seu antebraço. Recomenda-se usar água fervida e resfriada até a temperatura do corpo (em torno de 36,5°C) para não haver perda de calor. O ideal é não manter a torneira aberta e não encher a banheira com o bebê dentro, pois há risco de acabar colocando muita água ou, mesmo, deixar entrar água muito quente ou muito fria.

No hospital, o primeiro banho do recém-nascido deve ser retardado até haver estabilidade dos sinais vitais. Não é preciso dar banho imediatamente após o nascimento e o vérnix caseoso (a camada de gordura que recobre a pele do recém-nascido) não deve ser removido. Recomenda-se que a remoção do vérnix não reabsorvido pelo organismo seja feita somente 24 horas após o nascimento.

Inicie a lavagem pelo rosto e pela cabeça e depois lave o resto do corpo. Não se deve esfregar a pele, para evitar lesões. Os primeiros banhos devem ser os mais suaves e breves possíveis.

Após a queda do coto umbilical e durante o primeiro mês do bebê, escolha sempre um sabonete neutro, sem qualquer aditivo ou odor, para não alterar a função da pele.

Ao dar banho no bebê, tenha o cuidado de manter, pelo menos, uma das mãos segurando a criança, para evitar acidentes, como queda ou afogamento. Coloque-o com as costas apoiadas no seu antebraço e segure o braço contralateral do bebê com o polegar e o indicador. Isso impedirá que o bebê escorregue e role para dentro da banheira.

O ideal é deixar a maior parte do corpo do bebê imerso na água, exceto a cabeça e o pescoço. Isso ajuda a criança a manter sua temperatura corporal. Quando enxaguar o sabonete ou xampu de sua cabeça, coloque sua mão na testa dele para que a espuma corra para os lados, e não para os olhos. Se cair um pouco de sabonete e a criança gritar em protesto, tenha calma! Simplesmente pegue a toalha e limpe os olhos com água morna e limpa, até que não haja mais qualquer resquício de sabão. Lave o resto do corpo de cima para baixo.

Em relação aos produtos para o banho, é possível usar sabonete (líquido ou em barra), desde que o pH seja em torno de 5,5. O sabão deve ser enxaguado completamente após o uso. Apesar da enorme quantidade de produtos para bebês, a pele deles raramente necessita de hidratantes ou loções pós-banho. Seu pH é ácido, o que ajuda a criar uma espécie de barreira protetora contra germes. Se, ainda assim, você quiser usar um desses cosméticos em seu filho, converse com o pediatra e escolha um produto com pH neutro para não alterar essa barreira, com pouco perfume e poucos produtos químicos.

Quando retirá-lo do banho, toalhas de bebê com capuzes são a maneira mais eficaz para manter a cabeça do bebê quente quando ela está molhada. Banhar um bebê de qualquer idade é trabalho molhado, então use um avental ou pendure uma toalha sobre o ombro para manter-se seco. O banho é uma maneira relaxante para prepará-lo para dormir e deve ser dado em um momento que seja conveniente para vocês.

Não se esqueça de higienizar a banheira com sabão neutro após cada banho.

CUIDADOS COM O CORDÃO UMBILICAL

O cordão umbilical é uma estrutura única, responsável pela alimentação do feto durante a gestação. Logo após o nascimento, ele é cortado da placenta e, a partir desse momento, o agora "cota umbilical" começa um processo de ressecamento até sua queda.

A pele do recém-nascido e o cordão umbilical são colonizados pelas mesmas bactérias encontradas na pele adulta. A higiene precária ou atendimento não adequado para o recém-nascido pode determinar a presença de outras bactérias patogênicas. Em vista disso, preconiza-se, como norma essencial, a limpeza do coto com água e sabão. O uso de álcool etílico a 70% ou de clorexidina em concentrações de 0,5% a 4% é, aparentemente, eficaz em reduzir ainda mais o risco de infecção. As medidas de higiene das mãos de quem manipula o coto ou troca as fraldas, a colocação de uma gaze limpa para cobrir o coto e a troca frequente de fraldas depois da micção da evacuação são medidas essenciais e benéficas para reduzir as infecções do coto umbilical. É necessário mantê-lo limpo e seco até sua queda. Podem ser notadas algumas gotas de sangue na fralda em torno do coto umbilical quando ele cair, o que é normal. Mas se o cordão sangra ativamente, chame o médico de seu bebê imediatamente.

Se o coto for infectado, será necessário tratamento médico. Embora a infecção não seja algo frequente, contate o médico se algum desses sinais estiver presente:

1) Secreção amarelada com mau cheiro no cordão;

2) Pele vermelha em torno da sua base;

3) Choro do bebê ao tocar o coto ou a pele envolta dele.

O coto umbilical geralmente seca e cai por volta das 8 semanas de idade. Consulte o médico se o coto não secar e cair quando o bebê completar 2 meses de idade.

HÉRNIA UMBILICAL

Se a área do cordão umbilical do bebê estufar quando ele chorar, pode ser uma hérnia umbilical - um pequeno buraco na parte muscular da parede abdominal que permite que o tecido inche quando há pressão no interior do abdômen (por exemplo, quando o bebê chora). Não é uma condição séria, pois, geralmente, se cura sozinha nos primeiros 12 a 18 meses de vida. Raramente precisa ser fechada cirurgicamente. O uso de cinteiros ou até de uma moeda sobre essa área pode ser prejudicial. Evite!

DICAS DE ALÍVIO DE CÓLICAS

É bastante comum que o bebê tenha um período regular de irritação e agitação, durante o dia, em que nada parece confortá-lo, particularmente entre as 18 horas e a meia-noite - exatamente quando você também está se sentindo cansado das provações e tribulações do dia. Felizmente, essa fase não dura muito tempo: a cólica do bebê é transitória e aparece, geralmente, na segunda semana de vida, acabando em torno do quarto mês (em uma criança saudável). Normalmente, o bebê se mantém calmo ao longo do resto do dia, portanto, não há motivo para alarme.

É importante diferenciar se o bebê chora for causa de cólicas ou por outros motivos. O choro se dá por diversas razões: fome, sono, calor, frio, dor, incômodos por fralda molhada ou apertada ou até porque deseja aconchego e carinho. No entanto, a criança que chora por uma dessas razões se acalma assim que cessa o estímulo. Por exemplo: se a causa do choro for fome, deve cessar após a mamada. No entanto, isso não acontece quando o choro é por cólica.

Tente manter a calma e lembre-se de que as cólicas acontecem em um bebê saudável e que passam em poucos meses. O mais importante é ter paciência para acalmar o bebê, aconchegando-o no colo, barriga com barriga, ou apoiado de bruços na extensão do antebraço dos pais.

A ansiedade não ajuda a acabar com a cólica, mas algumas ações podem amenizar a dor:

- Ambiente tranquilo e uma música suave ajudam a relaxar mãe e filho;
- Banho morno também ajuda a descontrair;
- Movimentos nas pernas do bebê, como "pedalar no ar", podem auxiliar a eliminar o excesso de gases;
- Massagem na barriguinha do bebê, sempre no sentido horário, mobiliza os gases;
- Compressas mornas na barriguinha, com toalhas felpudas passadas a ferro, têm efeito analgésico (teste, antes, o calor da toalha em sua própria face ou na parte interna do antebraço).

ATENÇÃO:
Oferecer chá ao bebê não acaba com a cólica e pode prejudicar a amamentação. Remédios "contra gases" têm pouca eficácia.

Cuidado para não transferir para a mãe a culpa pelas cólicas. Muitas pessoas acreditam que as cólicas do bebê estão relacionadas a alguma coisa que a mãe comeu. A alimentação materna como possível causa da cólica ainda é controversa. A cólica pode ocorrer tanto em bebês amamentados no seio quanto naqueles alimentados com leite de vaca (fórmulas). Contudo, existe a possibilidade de os componentes de alguns alimentos (leite de vaca, soja, trigo e nozes, por exemplo) passarem para o leite materno e provocarem cólicas.

Porém, eles só devem ser retirados da dieta da mãe caso as cólicas estejam associadas com outros sintomas gastrointestinais que indiquem alergia alimentar, como a presença de sangue nas fezes do bebê.

IMPORTANTE:
Consulte seu pediatra para se certificar de que o choro do bebê não está relacionado com qualquer condição médica grave que possa exigir tratamento.

Se sua parceira está tensa e ansiosa, ter uma pessoa que possa ficar com o bebê por uma ou duas horas pode ajudá-la a manter uma atitude positiva. Incentive-a a sair um pouco e a fazer outras atividades.

Não importa quão impaciente ou zangado você esteja, nunca desconte no bebê. A atitude de sacudi-lo com intensidade pode ser extremamente danosa para um ser tão frágil.

RESPONDENDO AO CHORO DO BEBÊ

O ato de chorar atende a vários propósitos úteis para o bebê. Entender o porquê de a criança estar chorando é uma das tarefas mais complicadas, especialmente para o pai de primeira viagem. O choro é o principal meio de comunicação do bebê durante seus primeiros meses de vida e pode ter diversos motivos, o que acaba dificultando a identificação de sua real necessidade.

O bebê pode estar chorando por alguma necessidade ao longo do dia, mesmo que não seja fome. Preste muita atenção aos diferentes choros do bebê, pois isso pode ajudar a perceber quando ele quer aconchego ou se está incomodado com a fralda molhada, por exemplo. É possível identificar suas necessidades específicas pela maneira como o bebê chora.

O melhor modo de lidar com o choro é responder prontamente ao bebê sempre que ele chora durante os primeiros meses. Não se preocupe: você não vai "estragar o seu filho" dando-lhe atenção. Pelo contrário: se você responde a seus pedidos de ajuda, ele chora menos.

Quando responder ao choro de seu filho, tente, primeiro, atender à necessidade mais imediata. Se ele está com frio, com fome e com a fralda molhada, primeiro aqueça-o. Em seguida, mude a fralda e, por fim, alimente-o. Se o choro for forte, uma peça de roupa, calor ou outra coisa pode estar causando o desconforto. Se seu bebê está inconsolável, não importa o que você faça, verifique a temperatura dele e entre em contato com o pediatra.

Lembre-se: quanto menos estressado você ficar, mais fácil será consolar seu filho. Mesmo os bebês muito jovens são sensíveis à tensão em torno deles e reagem a ela chorando. Se começar a sentir que não consegue lidar com a situação, procure ajuda de outro membro da família. Acima de tudo, não perceba o choro como uma questão pessoal. Ele não está chorando porque você é um mau pai ou porque não gosta de você. Os bebês choram, muitas vezes, sem qualquer causa aparente. Recém-nascidos rotineiramente choram um total de uma a quatro horas por dia. É parte do ajuste a essa vida "estranha" fora do útero.

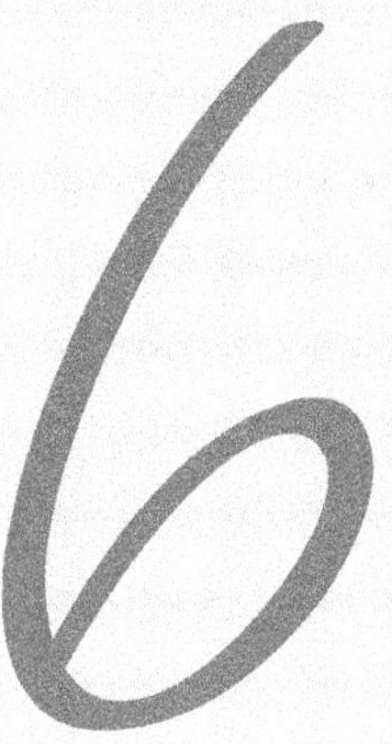

A SEXUALIDADE DURANTE A GRAVIDEZ

Não pense que é fácil gerir as "oscilações de humor" e a "metamorfose física" de sua parceira. Por vezes, os homens podem perder a paciência e o desejo. No entanto, é essencial manter o vínculo e a chama acesa.

Estima-se que somente 10% dos casais mantenham o mesmo padrão de atividade sexual que apresentavam antes da descoberta da gestação. Muitos fatores influenciam essas mudanças, como os conceitos impostos por determinadas culturas e religiões que condenam a sexualidade durante a gravidez. Alguns tabus, como "sexo no final da gravidez pode provocar parto prematuro", ainda persistem na cabeça dos casais. Apesar da negação de vários estudos, é difícil vencer essas ideias. Pode acontecer, ainda, que um dos dois tenha medo de machucar o bebê, fazê-lo sofrer ou acordá-lo. Esses temores são frequentes e decorrem da ansiedade suscitada por esse "evento novo" que constitui a gravidez ou pela sensação de proximidade do bebê. Para alguns é como se o bebê estivesse "testemunhando" a relação sexual entre seus pais. Na realidade, ele está bem protegido dentro da bolsa amniótica no útero. O tampão mucoso localizado no colo do útero também ajuda a separar o bebê da cavidade vaginal.

Além disso, durante a gravidez, a própria sexualidade pode experimentar algumas oscilações. As variações da libido, o cansaço e até mesmo o constrangimento da condição de futuros pais podem influenciar na sexualidade do casal. É difícil estabelecer um padrão nesse campo. Por vezes, o que diminui o desejo de um casal pode aumentar o do outro. Alguns homens mantêm um forte desejo por sua parceira, outros se distanciam por não saberem lidar com a situação de se aproximar de uma mulher em processo de se tornar mãe. A atividade sexual não representa qualquer perigo para a futura mãe nem para o bebê.

Além do relaxamento e do prazer proporcionado, a relação sexual é um momento privilegiado de cumplicidade entre o casal. A gravidez não deve ser um "deserto de nove meses" para a sexualidade. É importante compreender, no entanto, que as mudanças físicas e psicológicas induzidas pela gravidez podem causar diferentes reações na parceira do pai. O florescer da feminilidade, deixando os seios mais volumosos, pode, por vezes, fazê-la sentir-se mais sexy e desejável, aumentando seu apetite sexual. Outras vezes terá dificuldade em lidar com tais mudanças e acabará por perder a confiança em sua capacidade de sedução. Seja um bom observador, permita-se manter uma certa distância para se poupar e para não se tornar hiper-reativo... Compreensão e escuta são essenciais. E se o desejo sexual não estiver em harmonia entre os dois, tente buscar encontros sensuais, carícias e massagens eróticas que poderão despertar o desejo. Esteja atento, pois não existe um padrão pré-estabelecido sobre sexualidade e gravidez. Da mesma forma que algumas mulheres podem se sentir mais inibidas, outras têm seu desejo aumentado e são mais "orgásmicas" durante esse período.

Uma nova sexualidade deve ser explorada pelo casal. A gravidez também é oportunidade para explorar uma nova faceta do amor, mais focado em abraços e carinho, especialmente quando o sexo se torna mais complicado ou impossível. À medida que as semanas passam, as relações sexuais exigem uma certa adaptação para que sejam confortáveis. A posição "papai e mamãe" se torna cada vez mais difícil, especialmente nos últimos meses. Será necessário usar a imaginação e se adaptar a distintas características ao longo dos trimestres.

No primeiro trimestre, a falta de disposição e as náuseas podem diminuir o desejo sexual. Também o medo de um aborto pode reduzir esse apetite, mas tal medo é infundado. Nessa fase, os abortos espontâneos são quase sempre resultado de anomalias cromossômicas do embrião.

Durante as relações sexuais, o aumento do volume mamário relacionado à gravidez aumenta a vasocongestão causada pela excitação sexual, criando desagradáveis – e às vezes dolorosas – tensões mamárias. Esse fenômeno desaparece durante o segundo ou terceiro trimestre da gravidez porque, nessa fase, os seios reagem de forma diferente à excitação sexual.

O segundo trimestre é o período mais próspero para a sexualidade na gravidez. A mulher sente os movimentos do bebê, a barriga não é muito grande ainda e, para algumas mulheres, há um estímulo maior no desejo e no prazer ligados a um aumento na vascularização da pelve. Essa vasocongestão aumenta a sensibilidade da vagina e, por isso, algumas sensações serão mais voluptuosas. O orgasmo pode causar contrações do útero, que são indolores e ineficazes dentro do contexto de uma gravidez que se desenrola bem. São diferentes das contrações que ocorrem durante o trabalho de parto.

O terceiro trimestre, por sua vez, é o menos confortável, devido ao volume do abdômen, mas a relação sexual é sempre possível. Um ambiente de sexualidade feliz durante a gravidez permitirá um retorno à normalidade mais fácil no pós-parto, minimizando a chance de haver alguma ruptura no relacionamento sexual.

Após o parto, com a presença do filho, será preciso encontrar um tempo para privacidade a dois, já que o calendário estará cheio de compromissos com o bebê e trabalhos de casa, por exemplo. Reserve algum tempo juntos (uma escapadela de fim de tarde ou um a ida a um restaurante romântico) para manter a chama acesa nesses primeiros momentos.

RESPEITANDO OS LIMITES DA SEXUALIDADE

Uma questão importante, que deve ser respeitada, é o **desejo do pai de participar ou não do momento do parto**. Não se prenda a modismos ou a influências da sociedade. Alguns homens não se sentem seguros para estarem presentes. A visão de um parto pode ser traumática para alguns e vir, até mesmo, a dificultar a erotização da parceira após essa experiência. Respeite seus próprios limites e só faça o que se sentir seguro para fazê-lo. Você não será um pai melhor ou pior por respeitar seus limites.

No que diz respeito aos riscos para a gestação, além de mulheres com alto risco de prematuridade, o sexo durante a gravidez não é proibido. Se for necessário evitar o coito, carícias sensuais são sempre possíveis. É no decorrer de uma consulta de pré-natal que seu médico dará os detalhes e os limites para quando for necessário restringir a atividade sexual. Conheça, a seguir, alguns casos em que, geralmente, convém evitar as atividades sexuais:

- Ameaça de parto prematuro grave: quando há contrações uterinas significativas, que alteram o colo do útero;
- Placenta prévia: se a placenta se implantou muito abaixo no útero, ou seja, se ela cobre o colo do útero, o risco seria devido ao sangramento;
- Nas situações de rotura da bolsa d'água, pois o risco de infecção é potencial;
- Há que se ter cuidado também se você for portador de herpes genital. É aconselhável evitar a relação sexual durante a atividade do herpes, para prevenir qualquer surto de herpes na futura mãe no momento do parto. Nem sempre o uso de preservativos protege completamente sua parceira. Discuta sobre isso com o médico na consulta do pré-natal;
- É recomendado evitar qualquer relação se estiver contaminado com clamídia ou qualquer doença sexualmente transmissível.

Não hesite em discutir quaisquer dúvidas a esse respeito com o médico que está fazendo o pré-natal de sua parceira. Um diálogo franco e aberto é primordial.

AMAMENTAÇÃO E SEXUALIDADE

Por influência dos conceitos cristãos em nossa sociedade, a representação da maternidade como sendo sagrada permanece no imaginário social, a despeito da revolução dos costumes trazida pelo Feminismo. Por outro lado, o erotismo atribuído aos seios e certa percepção do corpo como instrumento para o prazer tendem a ser cada vez mais valorizados nas sociedades ocidentais. Nesse sentido, as mudanças no corpo da mulher que se torna mãe e sua ligação especial com o bebê durante o período da amamentação podem ser vividas pelo casal de maneiras diferentes, de acordo como cada um lida com tais representações.

O relacionamento do casal passará por grandes provações ao longo da gravidez, do parto e da amamentação. Realmente é de se surpreender que a experiência do parto, uma quantidade significativa de privação de sono e uma estrutura radicalmente nova na família não venham a criar alguns problemas no relacionamento de um casal. Ao final do dia exaustivo de cuidados como o bebê, o sexo será a última coisa na mente da mãe, ao passo que o pai, não amamentando, pode sentir uma necessidade de algum sinal físico de afeto de sua companheira.

As modificações hormonais que ocorrem na gestação, no parto e na lactação costumam ser apontadas como a causa da queda na libido. Verifica-se, após o parto, uma diminuição nas taxas de estrogênios e de progesterona e, paralelamente, um aumento das taxas de prolactina. Os hormônios estrogênios favorecem a receptividade sexual, já a prolactina, necessária à produção do leite, a inibe. Essas questões são, com certeza, importantes e devem ser levadas em conta, porém não explicam a totalidade do fenômeno. Talvez um ponto de vista menos determinista, no que diz respeito à interferência hormonal sobre o desejo sexual no pós-parto, seja mais adequado. Embora essa considerável modificação hormonal no pós-parto seja comprovada, sua relação com o comportamento sexual não tem comprovação.

Alguns parceiros de mães que amamentam também experimentam menos desejo sexual durante essa fase da paternidade, enquanto outros experimentam mais. Se o casal julgar que a intimidade do período de amamentação é algo prazeroso, principalmente quando somada aos benefícios naturais do controle de natalidade da amamentação exclusiva durante os primeiros seis meses, devem aproveitar ao máximo. Se, por outro lado, seus desejos gerarem conflitos, tente lembrar que essa fase passará e concentre-se em manter um canal de comunicação aberto. Lembre-se de que a intimidade não é, necessariamente, ter relações sexuais.

O aleitamento materno pode trazer inúmeros conflitos nos planos psicológico e relacional. O reconhecimento de tais questões é o primeiro passo que permitirá, se não a resolução dos conflitos, ao menos trabalhá-los melhor. É muito importante que o pai e sua parceira sintam-se próximos e mantenham o vínculo do casal. Beijos, abraços ocasionais ou uma massagem nas costas podem transmitir esses sentimentos melhor do que um contato físico mais intenso. Elogios sinceros podem significar muito para uma nova mãe, pois ela se sentirá mais autoconfiante sobre sua forma física no pós-parto. Palavras de apoio e afirmação podem atuar como um afrodisíaco altamente eficaz para muitas mães e melhorar seu relacionamento, sem prejudicar a boa saúde do filho.

Apesar da sensação de que sua vida sexual mudou com o nascimento do bebê, a maioria dos casais retomam às relações sexuais em sete semanas pós-parto, embora a atividade sexual dos casais no período de amamentação tende a retomar mais lentamente. Os casais que aceitam esse padrão típico de atividade sexual e que compreendem que é uma parte normal da transição da gravidez para a vida como uma família têm uma tendência a suportar sem traumas esse período e a desfrutar das maravilhosas mudanças que estão acontecendo em sua família.

1

O PARTO

IDENTIFICANDO O TRABALHO DE PARTO

O organismo da mãe avisará quando o bebê estiver pronto para nascer. Se os pais optarem pelo parto normal, ou mesmo se escolherem a cesariana, mas sem agendamento, esse pode ser um dos momentos de maior ansiedade antes da chegada do bebê. Algumas vezes, os pais podem se deparar com situações que parecem muito um trabalho de parto, mas ainda não é a hora. É importante conhecer os aspectos a serem avaliados para diferenciar o trabalho de parto verdadeiro do falso trabalho de parto (contrações de treinamento ou de Braxton Hicks) ou, mesmo, da fase inicial (latente) do trabalho de parto (pródromos).

Veja, a seguir, algumas dicas de aspectos a serem analisados:

Aspectos a serem avaliados	Falso trabalho de parto	Verdadeiro trabalho de parto
Padrão das contrações	Irregulares	Regulares
Intervalo das contrações	Não se altera	Diminui com o tempo
Intensidade das contrações	Não se altera	Aumenta gradualmente
Duração das contrações	Não se altera	Aumenta gradualmente
Uso de analgésicos	Contrações tendem a cessar	Contrações continuam
Localização da dor	Somente no abdômen	Região lombar e abdômen

ENTENDENDO AS FASES DO TRABALHO DE PARTO

É importante que os pais estejam familiarizados com alguns termos usados pela equipe de saúde e que identificam os momentos (fases clínicas) do parto:

1) Fase de dilatação: período em que o colo do útero se dilata gradualmente, até alcançar aproximadamente 10 centímetros ou a dilatação total. Para facilitar o entendimento, essa fase se divide em duas. Inicialmente, o processo é mais lento, até que a dilatação chegue a 3 centímetros (fase latente). Gradualmente, as contrações uterinas tornam-se mais frequentes (de duas a três em dez minutos), com maior duração (de 30 a 90 segundos) e com uma intensidade de moderada a forte. Nesse tempo, o colo do útero se dilata 1 centímetro a uma velocidade de 1,5 centímetro por hora, passando de 4 centímetros até a dilatação total (fase ativa).

2) Fase de expulsão: começa com a dilatação completa do colo e termina com o nascimento do bebê, ou seja, quando ele está completamente fora do corpo da mãe. O início dessa fase apresenta as seguintes características:

a) Sua parceira sente vontade de fazer força;

b) Se ainda não tiver rompido a bolsa, normalmente, haverá a ruptura espontânea;

c) A duração desse período pode variar de minutos a mais de duas horas, na dependência do número de partos anteriores, uso de anestésicos e do bem-estar do bebê.

3) Secundamento (saída da placenta): começa após a saída do bebê e termina com a expulsão da placenta.

IDENTIFICANDO O MOMENTO DE IR PARA A MATERNIDADE

Quando a mulher entra em trabalho de parto, é o pai quem deve assumir o controle, para deixar a situação mais tranquila possível para a mãe. Seja porque a bolsa rompeu ou porque o ritmo e a frequência das contrações estão mais intensos, é nessa hora que o pai deve atuar, sendo, realmente, um companheiro.

A primeira e mais importante dica é: **tente manter a calma, respire fundo e concentre-se!**

Indico, a seguir, um passo a passo para esse momento:

- Anote a frequência e a intensidade das contrações em um papel ou faça uma nota no celular. Alguns sinais são importantes e precisam ser anotados também:

  ✓ A hora em que a bolsa rompeu;

  ✓ A cor e o cheiro do líquido;

✓ Se saiu alguma coisa parecida com "clara de ovo" e um pouco de sangue;

✓ Se houve algum sangramento.

• Mantenha-se em contato com o médico durante todo o tempo, seja por ligações ou por aplicativo de mensagens, informando-o a cada novo evento. O trabalho de parto pode ser rápido, mas também pode levar muitas horas. Tudo é muito imprevisível e, por isso, é necessário acompanhar sua parceira e notificar o médico a todo momento. É ele quem dará as orientações nesse período;

• O momento mais apropriado para dirigir-se à maternidade é, geralmente, no início da fase ativa do trabalho de parto, que o pai pode reconhecer de acordo com as seguintes características:

✓ Contrações a cada três a cinco minutos;

✓ Contrações que duram aproximadamente um minuto;

✓ Dor que se localiza na região lombar e no abdômen.

• Certifique-se de que tudo esteja pronto e à mão: bolsa do bebê, cartão do pré-natal e exames, documentos de identificação e do plano de saúde (se for o caso), roupas e artigos de higiene pessoal da mãe. Se possuir um carro próprio, coloque todas essas coisas no veículo.

• Esteja atento a todas as necessidades de sua parceira e procure dar o máximo de conforto e tranquilidade para ela. Seja prestativo sem ser invasivo!

• Durante o trajeto para a maternidade, mantenha-se atento ao trânsito. Se não estiver se sentindo seguro, não hesite em pedir ajuda!

Se o casal fez a opção por cesariana com data marcada, não passará por esse processo, mas, na hora de ir para a maternidade, todos os preparativos devem ser acompanhados de perto pelo pai, sempre zelando pela harmonia e pela tranquilidade de todos.

Há que se considerar que o trabalho de parto e o parto são situações fisiológicas e que essas fases se sucedem de maneira natural, podendo ser pouco perceptíveis para um pai que se encontra com o estado emocional completamente modificado. Se durante a gestação as emoções oscilam como uma montanha-russa, o que dizer do momento do parto? Para os pais de primeira vez, tudo será mais intenso.

ARRUMANDO A MALA DO PAI

Habitualmente, a maternidade entrega uma lista de coisas que devem ser levadas para a mãe e para o bebê. Na maioria das vezes, não existe qualquer orientação para o pai, que também precisará estar pronto. Veja algumas coisas que o pai deve levar em sua mala:

- **Comida e bebida**
O trabalho de parto e o parto podem demorar várias horas. Uma boa sugestão para o pai é levar alguma coisa para alimentar-se nesse período e algo para beber. Evite bebidas alcoólicas e energéticos nesse momento. Sua esposa e seu filho necessitam do máximo de sua atenção! Informe-se, previamente, sobre a disponibilidade de um local fora da sala de parto para comer.

- **Telefone**
Informe-se sobre as regras da maternidade quanto à utilização do celular para comunicar-se com a família e amigos. É sempre bom evitar seu uso na sala de parto, independentemente das restrições da maternidade. Se tiver que usá-lo, vá para fora da sala, evitando perturbar outras futuras mamães ou funcionários.

- **Câmera**
Fotografias e filmes são sempre importantes para registrar esse momento. O ideal é fotografar antes e depois do nascimento, e de comum acordo com a mãe, respeitando seus limites. Desligue o *flash* antes de fotografar, pois a claridade é um estímulo muito forte para o bebê.

- **Roupas e itens de higiene pessoal**
Programe-se para ficar na maternidade com a mãe e com o bebê durante todo o tempo. Avalie suas necessidades e, se fizer uso regular de alguma medicação, não esqueça de incluí-la em sua mala. Tome todos os cuidados para não precisar voltar à casa.

- **Documento com foto**
É imprescindível para a identificação na portaria das maternidades.

CHEGANDO À MATERNIDADE COM A FUTURA MÃE EM TRABALHO DE PARTO (FASE DE DILATAÇÃO)

Ao chegar à maternidade, caberá ao pai cuidar dos trâmites burocráticos. Será preciso assinar guias, consentimentos, pagamentos etc. É o pai quem faz isso. Então, procure se informar com antecedência sobre tudo que será necessário. Algumas maternidades permitem que seja feito um cadastro prévio, que pode facilitar esse momento.

É importante lembrar que, desde 2005, a lei 11.108 garante a presença de um acompanhante indicado pela gestante para estar com ela durante o trabalho de parto, o parto e o pós-parto. Isso vale para todos os hospitais brasileiros, particulares ou públicos, independentemente do tipo de parto (normais ou cesarianas).

Friso aqui a importância dessa pessoa no momento do parto. Um acompanhante de confiança dará à mulher muito mais tranquilidade e atenção na hora do parto. Muitas gestantes contratam profissionais para o acompanhamento do parto, as chamadas **doulas**. Avalie se contratar alguém para essa função é a melhor opção para o casal. A pessoa mais indicada para isso é o pai! Por isso, é importante que o pai acompanhe toda a gestação, participe de cursos preparatórios e sinta-se familiarizado com essa situação. O parceiro é aquele que a mãe mais confia. Não foi à toa que ela o escolheu para constituir uma família e ser pai de seu(s) filho(s).

Muitas mulheres, no entanto, podem desejar, também, contar com outras companhias durante o trabalho de parto, em vez de seus parceiros; geralmente outras mulheres da família. O casal não deve escolher levando em conta, apenas, o modismo atual: discuta o assunto durante o pré-natal. Muitas empresas e profissionais oferecem serviços para esse momento, incluindo aí fotógrafos, filmadores, coletores de sangue de cordão... Nem tudo é necessário para todos, portanto, avalie com antecedência cada uma das alternativas, para não se deixar levar pelas emoções. Faça um *checklist* para esse momento e seja fiel a ele.

Não é necessário filmar ou fotografar tudo. Não se esqueça: as proridades são o conforto, a segurança e a tranquilidade da mãe. Se for preciso, largue a câmera! As sensações e as emoções do nascimento do bebê serão eternizadas na memória do casal. O parto é um dos momentos de cumplicidade e de amor entre um homem e uma mulher. Mas, como enfatizado anteriormente, esteja atento aos seus próprios limites. Se não está conseguindo controlar suas emoções e seu corpo, você pode sair do ambiente. O medo e o nervosismo são contagiantes. Você também pode sair por uns minutos e tomar um pouco de ar fresco ou um café, antes de voltar à sala de parto.

Com a grávida mais tranquila e sentindo-se em segurança ao lado de uma pessoa conhecida – não importa se há parentesco ou não, tampouco o sexo –, o parto pode ser mais curto e menos traumático, evitando o uso de um medicamento.

Na maioria das maternidades, durante a fase ativa do trabalho de parto, o casal será encaminhado para um quarto especial – a sala de pré-parto, em que, na maioria das vezes, também ocorrerá o parto.

CHEGANDO AO PRÉ-PARTO

Historicamente, quando nos reportamos à participação do pai no momento do parto, a cena que nos vem à mente é a da mãe no centro cirúrgico, dando à luz, enquanto o pai, na sala de espera, está nervoso e parando todo e qualquer ser que se veste de branco para perguntar se seu filho já nasceu e se está tudo bem com o bebê e sua mulher.

O que se pode ver nas maternidades, atualmente, é o pai participando lado a lado com a mãe, dentro do pré-parto, compartilhando todas as emoções que o nascimento de um filho pode trazer.

Para o pai chegar ao pré-parto, à sala de parto ou, mesmo, ao centro cirúrgico, nos casos de cesariana, não adianta, simplesmente, aparecer no dia do bebê nascer e querer entrar. O pai despreparado pode mais atrapalhar do que ajudar nesse momento. A preparação engloba a presença nas consultas do pré-natal, no ultrassom, no curso para gestantes e na busca de informações sobre como serão esses momentos e suas intercorrências.

Além da preparação paterna, deve haver o consenso entre o obstetra e o casal. Algumas mães não se sentem à vontade em ter o parceiro consigo, pois ficam constrangidas com a possibilidade de compartilhar eventos fisiológicos comuns a esse momento. Outras vezes é o pai que não se acha preparado, seja por fobia a hospitais ou a sangue ou, simplesmente, porque não tolera a ideia de ver a parceira "sofrer". Independentemente da razão e do membro do casal, o respeito deve imperar, e a ausência do homem não faz dele um pai melhor ou pior.

Havendo o consenso, portanto, o pai trará segurança e proteção para a mãe em trabalho de parto. A presença do homem pode ajudá-lo a sentir-se parte de todo o processo de nascimento, construindo e internalizando seu papel de pai, para que, a cada dia, seu vínculo com a mãe e com o bebê se torne mais forte. Uma comparação muito útil para entender esse momento é compará-lo a uma "dança", em que a mãe conduz e o pai segue os passos, sempre preservando a harmonia. Nesse contexto, seguem cinco dicas do que pode ser feito para ajudar e do que não deve ser feito.

O QUE FAZER

1) Esteja presente: fique com sua parceira todo o tempo que for possível. Mostre que você está junto com abraços, massagem e beijos. Atenção: a presença não é só física! Desligue o celular! Deixe-o para lá e viva esse momento único.

2) Tenha calma: não queira resolver tudo. Muitos pais ficam angustiados, achando que a mulher está sofrendo e querem fazer de tudo para que a dor passe ou para que ela fique mais confortável. Nem sempre dor é sinal de sofrimento. Então, ponha-se à disposição para ajudar no que for preciso e não fique demonstrando preocupação com isso a toda hora. Não adianta ficar nervoso, pois isso deixará sua parceira mais nervosa também. Agora é hora de você usar o que aprendeu sobre o trabalho de parto, parto e formas de aliviar a dor para ajudá-la a passar por esse momento.

3) Procure estar no controle: controle o pré-parto. Privacidade e segurança são duas das necessidades básicas de uma mulher para dar à luz. Se a mulher se sente assustada ou excessivamente observada, seu estresse e os níveis de adrenalina podem aumentar. A adrenalina tem a capacidade de inibir as contrações. Por isso, o melhor é que não haja muita movimentação à volta da gestante. Procure manter o ambiente tão calmo quanto possível. Certifique-se de que não há pessoas a mais no quarto (se tudo estiver correndo bem, uma enfermeira é suficiente). Peça que falem baixo ou apenas o necessário. Feche a porta para garantir mais privacidade e diminua a intensidade das luzes, para tornar o ambiente mais íntimo. Se a mulher tiver feito um plano de parto com o obstetra, insista, junto à equipa médica, para que seus desejos sejam cumpridos, observando, é claro, a segurança para o binômio mãe-bebê.

4) Dê apoio mental e físico: as palavras têm poder, então, fale, em alguns momentos, o quanto ela está sendo forte. Algumas mulheres gostam de sentir contato físico durante o parto, outras não. Faça massagens nos ombros, para ajudá-la a descontrair, ou na região lombar, para aliviar a dor das contrações. Muito eficaz e confortante é, quase sempre, dar a mão. Transmite carinho e apoio e serve, sobretudo, para a mulher apertar durante as contrações, o que ajuda a suportar a dor.

5) Curta: não deixe de aproveitar cada parte do trabalho de parto e do parto. É uma chance única de vivenciar, de fato, o nascimento de seu filho e, com certeza, você vai se lembrar daquele dia para o resto da vida. Mas não se esqueça da "dança": ela está conduzindo! Faça o que ela disser. É importante que ambos estejam aproveitando. Quando a mulher pedir algo, por mais inusitado que seja, não discuta: faça o que ela está pedindo. Muitas vezes, pode parecer loucura na hora, mas, depois, você entenderá o motivo de ela ter pedido aquilo.

O QUE NÃO FAZER

1) Falar demais: não se preocupe em querer saber o que sua parceira está sentindo o tempo todo. Ficar em silêncio, muitas vezes, é a melhor opção. Se ela precisar de algo, dirá a você. É em momentos como esse que a comunicação não verbal assume importância vital, então, procure entrar em sintonia com o que sua parceira está sentindo. Para poder concentrar-se no parto, a mulher precisa fechar-se do mundo. Qualquer voz ou ruído é um estímulo para o cérebro abrir-se ao exterior. Há palavras que, ditas sussurradas ao ouvido, fazem muito sentido, como um "Eu te amo".

2) Invadir a privacidade: a imagem de um bebê nascendo é muito bonita, mas pode impressionar quem assiste sem estar habituado. Mesmo que exista muita cumplicidade e intimidade entre o casal, a mulher pode não se sentir à vontade com seu parceiro observando o exame obstétrico ou a saída do bebê. Respeite a individualidade dela! Algumas posições adotadas pela mulher durante o trabalho de parto, por si só, já protegem sua intimidade; outras, no entanto, a expõem. As imagens marcantes podem complicar a sexualidade do casal (ou não, há várias teorias) e, por outro lado, o homem pode se sentir mal e desmaiar, por exemplo. Para não errar, esteja ao lado da mãe: mantenha a sintonia com ela e dê o apoio que ela precisa.

3) Estar no comando: não foi uma mera coincidência este ser o item 3 de o "O que não fazer". "Estar no controle" não é o mesmo que ser o *coach*. Com o surgimento dos cursos de preparação para o parto, muitas vezes, o pai é colocado no papel de orientador, porém as técnicas de respiração orientada já estão desatualizadas. Algumas frases que se assemelham a gritos de torcidas organizadas, como "Vamos lá!", "É isso mesmo!" ou "Está quase!" tendem, muito mais, a provocar a ira da mulher do que a servir de estímulo. Ao pai, pede-se uma postura de apoio e carinho e não de *coach*.

4) Filmar e fotografar o tempo todo: de que adianta gravar o momento mais lindo da vida do casal se ele não foi vivido com intensidade? O pai deve estar presente no parto física e emocionalmente, como já foi descrito acima. Ele também deve estar concentrado e ficar ao lado da mãe, ouvindo-a atentamente. Além disso, fotos e filmes exigem uma movimentação exagerada, com luzes de *flash* e barulho, quando o que se pretende é silêncio e tranquilidade.

5) Ficar todo o tempo nas redes sociais: a ansiedade e a felicidade deste momento esperado há nove meses é tanta que o pai tem a tendência de querer mandar mensagens a todos e compartilhar cada instante. Lembre-se: esse é um momento do casal! As emoções devem ser vividas a dois, então, aproveite esses momentos únicos de amor e contemplação. O pai terá todo o tempo do mundo para dividir a boa notícia com os amigos e parentes, sem a necessidade de expor a intimidade ou de deixar de curtir o acontecimento.

DESMISTIFICANDO A DOR DO PARTO

O parto normal sempre foi, historicamente, considerado um processo extremamente doloroso, ao qual a mulher deve submeter-se para que se possa dar à luz seus filhos. O não esclarecimento a respeito do trabalho de parto, o medo, o estresse, a tensão, o frio, a fome, a solidão, o desamparo social e afetivo, a ignorância com relação ao que está acontecendo e o fato de estar em um ambiente diferente e com pessoas estranhas são considerados fatores que aumentam a percepção dolorosa do parto.

Mesmo sendo considerado um mecanismo fisiológico, o trabalho de parto é caracterizado por alterações mecânicas e hormonais que promovem contrações do útero, resultando na dilatação do colo uterino e na descida do bebê. Na fase de dilatação, a dor corresponde a uma sensação subjetiva, descrita como aguda, visceral e difusa. Já na fase de expulsão do bebê, a dor é somática, mais nítida e contínua, podendo ser intensificada pelo estado emocional da mulher e por fatores ambientais.

Uma tarefa importante do pai é ajudar a parceira a suportar a dor. Isso pode ser alcançado por meio do alívio da dor com métodos não farmacológicos utilizados durante o trabalho de parto. Tomar conhecimento dessas técnicas faz parte da preparação do pai para o parto. Essas orientações devem ser dadas, na medida do possível, durante o pré-natal, para que a gestante se familiarize com os métodos.

Algumas medidas têm impacto no conforto da mulher e, consequentemente, ajudam a diminuir a percepção da dor:

1) Medidas ambientais

a) Diminuição da luminosidade;

b) Diminuição dos ruídos sonoros.

2) Privacidade

3) Aconchego

4) Música

5) Medidas físicas

a) Caminhar durante o trabalho de parto;

b) Exercícios pélvicos: a movimentação do quadril facilita a rotação do bebê, auxiliando-o a se deslocar para a posição correta. Outra opção é ficar "encaixando e desencaixando" o quadril (projetando a pelve para frente e para trás);

c) Massagens corporais: no trabalho de parto, a massagem tem o potencial de promover alívio da dor, além de proporcionar contato físico para potencializar o efeito de relaxamento e para diminuir o estresse emocional;

d) Banho morno: a água aquecida induz a vasodilatação periférica e a redistribuição do fluxo sanguíneo, promovendo relaxamento muscular. Tanto o banho de chuveiro como a imersão em água durante o trabalho de parto aumentam o conforto e tendem a tornar as dores mais suportáveis.

e) Uso da bola: nela, a gestante consegue ficar sentada com a coluna bem alinhada, sem desconforto. Ao contrário da cadeira (que é muito rígida), a bola se molda ao corpo dela. A gestante pode ficar simplesmente parada ou realizando movimentos verticais para cima e para baixo. Isso, além de ajudar na descida do bebê, também alivia a dor. Em todos esses exercícios sobre a bola, é recomendável que a gestante segure as mãos do profissional da Saúde ou do parceiro, para ter mais firmeza.

6) Analgesia inalatória: algumas maternidades disponibilizam o óxido nitroso a 50% em um veículo específico, que pode ser oferecido para alívio da dor no trabalho de parto. Seu uso não é, realmente, para parar a dor, mas proporciona conforto e aumenta a tolerância à dor. É muito seguro e a gestante usa quando inicia a contração, segundo sua própria demanda, após ter sido treinada para tal.

Em relação à analgesia regional (peridural e combinada raqui), a solicitação materna por analgesia de parto compreende indicação suficiente para sua realização, independentemente da fase do parto e do grau de dilatação. A analgesia regional de parto deve ser previamente esclarecida e discutida com a gestante no período pré-natal. Sempre avalie riscos e benefícios de sua utilização.

O NASCIMENTO (SEGUNDO PERÍODO)

A segunda fase do parto começa quando o colo do útero está completamente dilatado e dura, na maioria das vezes, de 30 minutos a duas horas. As contrações não param, embora, muitas vezes, possam ter seus intervalos aumentados. Algumas mulheres podem apresentar náuseas e vômitos. À medida que a gestante começa a empurrar, ela pode tornar-se cada vez mais sem fôlego e cansada.

A participação do pai no momento do nascimento pode ser decisiva para seu maior envolvimento no cuidado com seu filho ao longo da vida. Essa ligação pode ser mais duradoura se o vínculo for construído o mais cedo possível e o parto pode ser esse momento, pois o homem estará envolvido em uma carga emocional muito grande.

Geralmente, logo após o nascimento, o obstetra entrega o bebê à mãe, ainda ligado ao cordão, e aguarda um minuto, mais ou menos, para fazer a ligadura do cordão. O pediatra costuma assumir a coordenação desse momento e avalia a necessidade de aspirar as secreções da boca e das narinas, limpando a passagem de ar, para que a criança possa respirar melhor. O pediatra avalia, também, o índice de Apgar no primeiro minuto, repete no quinto minuto e até no décimo, de acordo com a necessidade do bebê. Esse procedimento serve para avaliar as condições de vitalidade, por meio dos batimentos cardíacos, dos reflexos, dos tônus musculares, da cor da pele e da respiração.

Recomenda-se que, quando possível, o bebê seja encaminhado para mamar e mantenha o contato "pele a pele" com a mãe. A amamentação na sala de parto acelera a saída da placenta e aumenta o vínculo entre a mãe e o filho. Pode ser necessário, por vezes, aumentar a observação e o bebê será encaminhado ao berçário. O pediatra avaliará essa necessidade.

Depois da amamentação na sala de parto, enquanto a mãe se recupera, é hora de medir, pesar e avaliar algo mais que se faça necessário, de acordo com as rotinas de cada maternidade. Procure se informar sobre essas rotinas previamente e as discuta na consulta pré-natal com o pediatra.

O bebê poderá permanecer todo o tempo com os pais e ser encaminhado ao alojamento conjunto junto com a mãe, ou irá para o berço aquecido para observação por meia hora, dependendo dos critérios do hospital e da própria escolha da mãe. O pediatra avalia novamente e a enfermeira veste a criança e coloca nela a pulseirinha de identificação.

SAÍDA DA PLACENTA (TERCEIRO PERÍODO)

O momento incrível do nascimento do bebê é seguido, rapidamente, pela saída da placenta. Isso geralmente leva de alguns minutos a meia hora. O casal estará tão envolvido em conhecer o bebê que não perceberá muito bem essa fase. A mãe pode experimentar cólicas durante esse período. É nesse momento que o bebê é colocado para mamar, pois isso estimula as contrações uterinas, ou seu médico pode massagear suavemente seu abdômen para ajudar a estimular a separação placentária. À medida que a terceira fase termina, a mãe experimentará sensação de fadiga. O pai pode ajudar a manter o silêncio no ambiente e permitir que a mãe feche os olhos e descanse um pouco.

O CUIDADO NÃO ACABA APÓS O PARTO (QUARTO PERÍODO)

Depois do nascimento e da saída da placenta, a tendência de todos é de se ocupar com o bebê e a mãe é colocada em segundo plano. O pai precisará se dividir entre a euforia do nascimento e a necessidade de dar atenção a essa "heroína" que acabou de dar à luz. Procure estar ao lado de sua parceira nesse momento, mesmo que ela adormeça. Esteja atento as suas queixas e peça ajuda, se for necessário.

NASCENDO DE CESARIANA

No Brasil, a grande maioria dos bebês nasce de cesariana, seja por escolha do casal, indicação médica ou por alguma complicação ocorrida na evolução do trabalho de parto. O novo pai deve buscar algumas informações sobre esse procedimento. Embora as cesarianas sejam procedimentos cirúrgicos, geralmente são seguras para sua parceira e para o bebê.

CESARIANAS ELETIVAS

A cesariana pode ser agendada antes que a mulher entre em trabalho de parto, recebendo o nome de cesariana eletiva. Habitualmente, a cesariana é agendada por uma indicação médica ou por opção do casal. O conhecimento da data da cesariana permite que o pai consiga providenciar, com antecedência, as condições para o regresso da mãe e do bebê à casa, uma vez que ela terá algumas limitações causadas pela dor no pós-operatório. Algumas razões, como parto cesáreo anterior, implantação anormal da placenta e posição fetal anormal justificam a cesariana eletiva, que será agendada para depois de 39 semanas, a menos que haja indicação médica para antecipar.

Considere, no entanto, que, mesmo com o agendamento, o bebê pode vir antes de sua data marcada. O bebê não leu seu plano de parto, não sabe que você quer que ele nasça em uma data específica e pode decidir aparecer uma semana ou alguns dias antes. Deixe as coisas minimamente preparadas para tal intercorrência.

Outra questão importante é que, na maioria das vezes, a hora agendada não corresponderá exatamente ao horário do nascimento. Então, não fique muito chateado se houve atraso na cesariana, pois outra pessoa pode ter necessitado uma cesariana de urgência.

CESARIANA DE URGÊNCIA

Um grande número de cesarianas não é planejado, sendo o principal motivo a "parada de progressão", significando que o trabalho de parto não estava progredindo como esperado. Esse quadro pode ocorrer porque o bebê é muito grande para a pelve, por uma anatomia materna incomum ou devido a alguma outra intercorrência.

Se o trabalho de parto durar muito tempo, complicações, tais como uma infecção, se tornam mais prováveis. Muitas vezes, fazer uma cesariana é menos estressante do que esperar a situação se deteriorar, o que possivelmente pode acontecer. O sofrimento fetal é uma razão inegável para uma cesariana não planejada.

Certos procedimentos devem ser feitos antes da cesariana:

- **Raspagem de parte dos pelos pubianos:** para eliminar os pelos onde será feita a incisão. A maioria das cicatrizes de cesarianas fica abaixo da marca do biquíni, uma incisão abdominal horizontal;
- **Colocação de sonda na bexiga:** normalmente, um cateter é colocado para manter a bexiga vazia. Se sua parceira já estiver anestesiada, ela nem sentirá a colocação do cateter;
- **Punção venosa:** será necessária a infusão de líquidos (soro) na veia da gestante durante a cesariana e no pós-operatório;
- **Anestesia:** se a raquianestesia é escolhida para o procedimento, o anestésico será infundido rapidamente na coluna. Caso seja a peridural, a infusão é mais lenta e, habitualmente, a gestante não perderá completamente a sensibilidade, podendo perceber o toque e a pressão, mas não sentirá dor.

Quando a parceira for levada para a sala de cirurgia, o pai deverá trocar-se e colocar uma vestimenta adequada para o centro cirúrgico. Dentro da sala de cirurgia, o pai ficará sentado perto da cabeça da mãe, para que possa falar com ela e apoiá-la sem atrapalhar a equipe. Lembre-se de que a área cirúrgica precisa ser mantida estéril, portanto não toque em nada, mesmo que seja com a intensão de ajudar. Depois do início da cirurgia, o bebê levará entre cinco e dez minutos para nascer.

AJUDANDO MESMO DURANTE A CESARIANA

O papel principal do pai durante a cesariana é segurar a mão da mãe e proporcionar conforto. Ele deve usar uma voz baixa e calma para assegurar que tudo está indo bem. Mesmo que tenha havido um planejamento com antecedência para uma cesariana, é útil lembrar sua parceira do que esperar durante todo o procedimento. O pai também pode dar alguns detalhes sobre o que está acontecendo, pois a gestante estará atrás do campo cirúrgico e pode ser angustiante não saber o que está se passando.

Uma vez que o bebê nasça, o pediatra provavelmente vai segurá-lo para mostrar ao casal. Os pediatras têm encaminhado o bebê para a primeira mamada neste momento. Então, o bebê será levado para ser limpo e enrolado, podendo ser entregue ao pai em seguida. A criança pode ser aconchegada próximo ao rosto da mãe para que haja um contato "pele a pele". Depois de alguns minutos, o bebê geralmente é encaminhado ao berçário para aquecimento e poderá ser acompanhado pelo pai. Não se sinta intimidado pela sala de cirurgia: os pais podem fotografar livremente.

É normal que uma quantidade razoável de sangue termine no chão durante a cirurgia, então, o pai não deve se preocupar. É um acontecimento comum, não um sinal de que as coisas estão dando errado. Da mesma forma, a mãe pode apresentar tremores, que são temporários e estão relacionados ao procedimento anestésico. Não é necessário se preocupar, mas se quiser ajudá-la de alguma forma, providencie cobertores para aquecer sua parceira.

REGISTRANDO O FILHO

Com o Registro de Nascimento, seu filho será um indivíduo, com o próprio nome e sobrenome. O documento apresenta os nomes da mãe, do pai e dos avós e informa que o bebê nasceu no Brasil. Ser um cidadão brasileiro dará à criança muitos direitos: atendimento à saúde, creche, matrícula escolar e o recebimento dos benefícios dos programas sociais, por exemplo.

Tirar o registro civil é obrigatório e ninguém precisa pagar pela primeira certidão, pois é gratuita. Procure o cartório de registro civil do lugar em que seu filho nasceu ou onde você mora. Algumas maternidades oferecem esse serviço.

O pai deve comparecer ao cartório, acompanhado ou não da mãe, com os seguintes documentos:

- Declaração de Nascido Vivo (DNV), fornecida pela maternidade;
- Documento de identificação;
- Certidão de casamento (se os pais forem casados legalmente);
- Se não tiver os documentos acima, devem comparecer ao cartório com duas testemunhas que tenham conhecimento do parto, com seus documentos;
- Se o pai não puder comparecer ao cartório, deve fazer uma declaração com firma reconhecida autorizando o registro do filho em seu nome;
- Se a mãe não tiver a declaração do pai ou se o pai for desconhecido, ela pode fazer a certidão de nascimento apenas em seu nome.

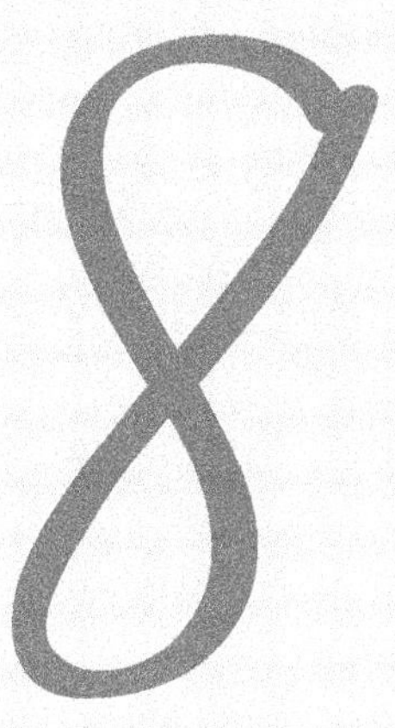

PATERNIDADE E AMAMENTAÇÃO

"Quem tem peito dá leite. Quem não tem dá força!" foi o slogan do *Programa Nacional de Incentivo ao Aleitamento Materno* do Instituto Nacional de Nutrição do Ministério da Saúde, no final da década de 1980. Assim como a mulher, o homem atravessa um período de adaptação, quando deixa de ser marido/companheiro e passa a ser pai. Sentimentos como o medo, a responsabilidade sobre o filho e as alterações no comportamento da mãe e na relação conjugal invadem a maioria dos homens. O pai se encontra em uma situação de conflito interno: se por um lado sente-se rejeitado, pois o foco da mãe está voltado para o bebê, por outro lado, como companheiro, tem que manter a calma e a compreensão, porque, nessa fase, a mulher necessita de apoio, amor, tolerância e respeito, de forma a preservar a harmonia familiar, favorecendo, assim, a amamentação. O pai, talvez, seja o amigo mais próximo com quem a mãe pode contar e, por esse motivo, sua opinião tem um forte impacto nas decisões e nas ações da mulher. Deixe que sua parceira saiba que você se sente orgulhoso de suas realizações, especialmente do ato de amamentar.

O apoio de um parceiro amoroso é o fator que tem mais peso de influência sobre a decisão de amamentar, no auxílio à primeira mamada e na duração da amamentação. Afinal, quando se trata de alimentos para bebês, a ciência é clara: não há nada melhor do que o leite materno para o bebê. Os bebês amamentados têm menos infecções e as mães que amamentam apresentam risco menor de osteoporose e de diabetes tipo 2.

Se o pai tem conhecimentos relacionados aos benefícios do aleitamento materno, assim como de hábitos e costumes que devem ser evitados, pode apoiar, de modo relevante, o aleitamento. Confira algumas recomendações e dados importantes do Ministério da Saúde sobre o tema:

- É comum sentir um pouco de dor no início da mamada, mas a amamentação não deve causar dor excessiva. Se a mulher sente muita dor, deve-se procurar uma unidade básica de saúde ou Banco de Leite Humano;
- Não existe leite fraco. O leite da mãe tem os nutrientes necessários para o seu filho. Por isso, o bebê deve ser amamentado até os 2 anos ou mais e de forma exclusiva até o sexto mês de vida;

- Não dê chupetas, bicos e mamadeiras, pois podem levar o bebê a rejeitar o peito da mãe, além de causar problemas nos dentes, na fala e na respiração;
- Não deixe que a mãe use medicamentos sem a prescrição de um médico. Alguns deles podem interferir na amamentação;
- Não é recomendado dietas para emagrecimento. A mulher que amamenta precisa ter uma alimentação saudável;
- Bebidas alcoólicas e cigarros devem ser evitados; e
- A mulher que usa drogas, como maconha, *crack* e cocaína, não deve amamentar.

Talvez em relação às duas últimas recomendações, o mais importante seja abolir esses hábitos ou aproveitar a oportunidade para buscar ajuda especializada, se a mãe não consegue sozinha. O apoio e o suporte paternos são fatores bastante influentes para encorajarem a mãe nessa decisão e em priorizar o aleitamento.

DANDO O PRIMEIRO PASSO

Por mais óbvios que pareçam os benefícios da amamentação, a decisão de amamentar ou não precisa ser discutida pelo casal durante a gravidez. A participação do pai é essencial para o sucesso do aleitamento, especialmente se ele assumir um papel ativo e colaborativo, no sentido de apoiar a decisão da gestante. Desse modo, as consultas do pré-natal são uma excelente oportunidade para obter informações concretas sobre a alimentação do bebê e ajudar tanto a mãe como o pai nessa decisão. Durante esse período, é importante que o casal se esclareça quanto aos benefícios do leite materno para a criança, para a mãe, para a família e para a sociedade. No entanto, a decisão de amamentar é do casal, particularmente da mulher, devendo toda ação de estímulo ser isenta de imposição.

O pai pode tentar estimular e influenciar positivamente quanto à tomada de decisão por amamentar, sugerindo aulas de preparação para o parto, buscando esclarecimentos das dúvidas e ansiedades sobre a amamentação e mantendo uma atitude positiva frente a esse processo. Caso, ainda assim, a opção da mulher seja por não amamentar, o pai deve evitar recriminar sua escolha. Com carinho, apoio e compreensão, existe sempre a possibilidade de essa decisão ser modificada até o nascimento.

APÓS O NASCIMENTO

Ainda na sala de parto, o pai pode estimular e apoiar a primeira mamada e o contato "pele a pele", ajudando a buscar uma posição confortável, por exemplo.

No hospital, o pai pode ajudar segurando o bebê, embalando-o e trocando fraldas para que a mãe possa dormir entre as mamadas. Além disso, é importante reforçar a decisão de evitar chupeta ou suplemento sem uma clara razão médica. Se seu bebê é incapaz de mamar devido a algum problema, pode-se retirar o leite materno com uma bomba e o pai pode auxiliar nessa tarefa.

Ao chegar em casa, a vida da nova família começa. É importante lembrar que a mulher não amamenta sozinha: ela precisa do um apoio familiar e principalmente do seu parceiro. Quando o homem reconhece o valor da amamentação, ela é mais prolongada. O pai pode se concentrar em outras atividades, enquanto a mãe estiver dedicada à amamentação:

1) Manter a casa funcionando de forma eficiente e atuar nas tarefas domésticas, como cozinhar, lavar roupas e limpar a casa;

2) Limitar o número de pessoas e o tempo de visitação, pois não se esqueça que a nutriz precisa de muito descanso;

3) Dar banho no bebê e/ou trocar suas roupas e fraldas;

4) Encaminhar o bebê para o seio da mãe quando perceber que ele faz ruídos de sucção ou suga alguma parte do corpo. Lembre-se que a amamentação deve ser por livre demanda;

5) Ajudar a encontrar a pega correta do bebê, principalmente se observar que a mãe está sentindo dor ao amamentar. Observe se a boca do bebê cobre adequadamente o mamilo e a maior parte da aréola mamária. Tenha em mente que a mãe também leva um tempo para aprender a amamentar;

6) Manter as crianças mais velhas entretidas;

7) Oferecer comida e bebida à nutriz enquanto ela estiver amamentando;

8) O posicionamento confortável é a chave. A mãe pode precisar de um travesseiro ou ajuda para apoiar-se e manter o bebê na posição correta. Nesse momento, ela provavelmente não está na melhor posição para pegar e ajustar um travesseiro para o apoio, então, o pai pode ajudar;

9) Escutar, naturalmente, é uma forma especialmente importante de ajudar. Por vezes, uma forma de ajudar bastante é apenas ouvir e oferecer simpatia. Seu apoio pode, literalmente, fazer a diferença em ajudar a mãe a superar os desafios da amamentação;

10) Se observar que ela ainda está com dificuldades, mas relutante em pedir ajuda, o pai pode buscar auxílio profissional. Ela apreciará sua preocupação e apoio firme. Alguns sites na internet podem ser de grande ajuda, como o *Aleitamento.com* e o *Amigas do Peito*, entre outros.

ESTABELECENDO O VÍNCULO EMOCIONAL

Após a mamada, o bebê está satisfeito e, geralmente, busca aconchegar-se contra o peito para uma soneca ou pode querer algum tipo de brincadeira. Aproveite ao máximo esses momentos, sorrindo e conversando com seu bebê enquanto você muda sua fralda, o segurando e o embalando quando ele chora e fazendo pequenas brincadeiras. Os bebês também gostam de fazer parte de atividades "adultas", como dar um passeio ao ar livre e "ler" livros e revistas. Tenha essas experiências regularmente com o bebê. Aos poucos, o filho vai percebendo o espaço do pai e que ele não é apenas o "substituto da mãe". Algumas dicas podem ser úteis para fortalecer esse vínculo:

1) Estimule o contato pele a pele, pois os bebês adoram esse tipo de contato;

2) Fale com o bebê, sinta-o e cante para ele;

3) Tire um tempo para estar a sós com o bebê.

EVITANDO A MAMADEIRA

É comum as mães precisarem se afastar um pouco do bebê, seja por causa de trabalho, estudo ou, mesmo, pelos afazeres domésticos. Convém lembrar que toda mulher tem direito a trabalhar, estudar, passear e, ainda assim, continuar amamentando.

Dessa forma, o parceiro pode dividir as tarefas domésticas com a esposa, mostrando sua importante colaboração no aleitamento do filho. Mesmo assim, em algumas situações, o afastamento pode ser um pouco mais longo ou coincidir com o horário de uma das mamadas. Nesses momentos, o uso de mamadeiras ou "chucas" deve ser evitado, pois confunde o bebê. A forma de sugar o seio é completamente diferente de como sugar bicos artificiais, o que pode contribuir para o desmame. O leite materno deve ser armazenado e oferecido de forma adequada, por meio de utensílios que manterão o aleitamento materno.

A Sociedade Brasileira de Pediatria tem dicas para essas situações. O leite deve ser coletado e armazenado pela mãe, mas, conhecendo a técnica, o parceiro poderá colaborar.

COMO ARMAZENAR O LEITE MATERNO

1) Coletar o leite em recipiente de vidro, de boca larga e esterilizada;

2) Para armazenar o leite coletado, utilizar, de preferência, vidros transparentes com tampas plásticas resistentes ao calor, para que possam ser esterilizadas em água fervente durante, mais ou menos, 20 minutos;

3) Identificar os frascos com o dia que foi feita a coleta;

4) Armazenar por um período de 12 horas na geladeira ou 15 dias no congelador ou no freezer;

5) Antes de oferecer ao bebê:

a) Retirar do freezer e descongelar em banho-maria, pois não deve ser deixado em temperatura ambiente. Manter após descongelado em geladeira por até 24 horas. Atenção: não congelar esse leite novamente – a sobra após 24 horas na geladeira deve ser desprezada;

b) Antes de retirar a quantidade a ser oferecida ao bebê, em cada mamada, agitar bem o frasco para a completa mistura dos diversos componentes do leite;

c) Aquecer o volume a ser oferecido para o bebê, em banho-maria, fora do fogo – nunca ferver o leite, mas esquentá-lo apenas para "quebrar o gelo".

6) Oferecer no copo (técnica do copinho) ou com a colher.

TÉCNICA DO COPINHO

A técnica do copinho pode ser assumida pelo pai ou por outro familiar. Qualquer copinho ou xícara que não tenha nenhuma saliência em seu rebordo e que possa ser lavado e fervido pode ser utilizado. Veja o passo a passo:

1) Desperte o bebe, massageando os pés e a face. Não deixe que o bebê esteja agitado de fome ou por outro desconforto, pois dificulta a manobra;

2) Busque uma posição confortável para a criança e para quem for oferecer o leite no copinho, como sentada ou semissentada, com a cabeça elevada;

3) A criança deve estar calma, portanto não espere ela chorar para oferecer o leite;

4) Contenha os braços da criança, para evitar acidentes com o copo;

5) Posicione a criança verticalmente ou quase verticalmente;

6) Coloque o copo gentilmente no lábio inferior;

7) Incline o copo levemente, para que a criança sinta o leite no lábio inferior;

8) Nunca despeje o leite dentro da boca do bebê;

9) A criança deve "lamber" o leite para depois deglutir;

10) Interaja com a criança durante a alimentação;

11) Ofereça o copinho até a criança mostrar sinais de estar saciada (por exemplo: mostra-se com sono ou para de se alimentar).

9

ENFRENTANDO AS DIFICULDADES INESPERADAS

Neste capítulo, abordaremos, de forma genérica, situações inesperadas para os pais. Como ocorre na preparação de qualquer viagem, é preciso uma programação para que tudo ocorra da maneira correta, porém situações novas podem trazer um grande choque ao casal. Esses momentos podem servir para fortalecer a relação de amor e confiança entre os pais, mas, algumas vezes, caminham para o lado oposto, podendo ser motivo de graves desentendimentos, justificativas de culpa e, até mesmo, de separação.

ENTENDENDO O PROBLEMA

Ninguém está preparado para receber uma notícia ruim. Por mais forte que alguém julgue ser, uma notícia dessas causa uma mudança brusca e negativa na perspectiva de futuro de uma pessoa. Ao receber uma notícia má, todos nós precisamos vivenciar um ciclo de entendimento, que percorre uma trajetória, desde o choque inicial até a integração de uma nova perspectiva de futuro. Essa trajetória ocorre, habitualmente, ao longo de seis fases: choque inicial, negação, raiva, barganha, reconhecimento da perda e integração (figura 1):

1) **Choque inicial:** ao receber a notícia, o indivíduo fica paralisado e sem reação;

2) **Negação:** ao receber a má notícia, os pais negam sua existência e, simplesmente, desconsideram essa informação e seguem a vida, de forma aparentemente normal. Esse momento é preocupante porque a tendência do casal é a de não procurar mais ajuda, não aderir ao tratamento indicado ou, ainda, não comunicar qualquer outra pessoa sobre a situação. Muitas vezes, a negação pode se manifestar pelo questionamento da qualidade de um exame diagnóstico ou do profissional que está atendendo;

3) **Raiva:** geralmente aparece quando um dos membros do casal percebe que não é mais possível negar. A raiva, muitas vezes, pode ser dirigida ao portador da má notícia, como por exemplo, o médico do pré-natal ou o pediatra. Com o entendimento adequado da relação causa-efeito, a raiva também pode ser redirecionada, quando as circunstâncias permitem, a outras pessoas que podem estar envolvidas, por vezes entre os membros

do casal. Nesse caso, podem surgir várias reações do tipo "luta ou fuga", que vão desde a agressão a essa pessoa ao abandono da relação. Outra possibilidade é a ocorrência de uma raiva difusa, em que não há uma individualização do sentimento de raiva – ele é difuso, dirigido a toda a sociedade, que não soube proteger o indivíduo dessa situação. O sentimento de esperança também pode aparecer paralelamente, a partir dessa fase. Da esperança pode surgir a superação da raiva e a possibilidade de que esse quadro pode ser alterado.

4) Barganha: nesta etapa, a esperança ainda se fixa na possibilidade de alterar o passado. A má notícia já faz parte da realidade, mas se tenta uma forma de evitá-la. Passada esta fase, ocorre o reconhecimento de que a má notícia é verdadeira e de que será necessário enfrentar um futuro não previsto anteriormente.

5) Reconhecimento "da perda": a próxima fase do processo é o reconhecimento de que, realmente, o futuro não será aquele planejado. O casal se dá conta de que a expectativa inicial não será mais possível. Essa sensação "de perda" não deve ser entendida como ausência de outras alternativas ou como uma possível derrota. Nesta etapa, as pessoas podem expressar tristeza pelo reconhecimento da perda.

6) Integração na perspectiva de futuro: finalmente, ocorre a integração da má notícia à perspectiva de futuro do casal, e a possibilidade da concretização de uma esperança. Esta é a fase que permite o entendimento adequado da má notícia. Aceitá-la pode ser uma exigência demasiada para uma pessoa, mas integrá-la a essa nova perspectiva de futuro, não. Esse momento permite uma perspectiva de enfrentamento do problema identificado perante si mesmo e em relação aos outros.

A trajetória de um casal, ao longo das diferentes fases de entendimento de uma notícia ruim, pode gerar sentimentos variados no tempo e na intensidade com que são vividos. Compreender esse processo pode ajudá-lo a entender os sentimentos de sua parceira ou, mesmo, seus próprios conflitos. Muitos casais abordam as situações de crise apenas pelo lado ameaçador, pelo risco envolvido. Porém, o mais adequado é buscar entender o processo como um todo e apropriar-se dos dados necessários para ter uma real compreensão do que está ocorrendo e de quais medidas são adequadas para enfrentar essa situação inesperada e ameaçadora. Assim, o enfrentamento de uma notícia má pode contribuir para o fortalecimento do casal, às vezes, associado a muito sofrimento, mas que pode ser superado desde que entendido e elaborado adequadamente.

FIGURA 1: PROCESSO DE ENTENDIMENTO DE UMA NOTÍCIA RUIM PELO CASAL NA PERSPECTIVA DE FUTURO

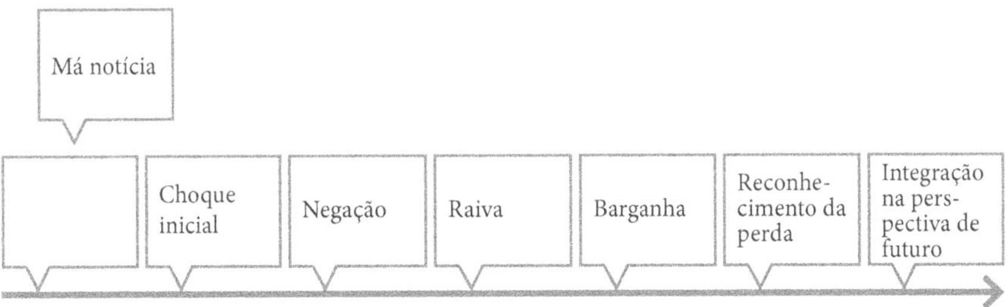

DURANTE O PRÉ-NATAL

O principal objetivo da assistência pré-natal é a prevenção. Dessa forma, um exame alterado durante o pré-natal não se constitui, necessariamente, em uma notícia má – por vezes, é uma chance de evitar um problema. Por exemplo: um teste alterado para sífilis pede, inicialmente, sua confirmação por um exame mais preciso e se, ainda assim, for confirmado, o tratamento adequado poderá evitar problemas para o bebê.

O ultrassom, que destacamos em capítulos anteriores como a oportunidade de o pai se aproximar do filho a nascer, também pode ser fonte de notícias preocupantes. Há que se considerar que a maioria dos exames ultrassonográficos durante a gestação se prestam mais ao rastreamento do que, propriamente, ao diagnóstico. Em outras palavras, os exames procuram identificar pessoas com risco de ter algum problema, e um achado anormal requer outros exames para sua confirmação durante a gravidez ou, mesmo, após o nascimento. Diante de um exame alterado, discuta-o com o médico do pré-natal e, se for o caso, ele fará o encaminhamento para um especialista.

O PARTO ACONTECEU ANTES DA HORA

Bebês nascidos antes de completar 37 semanas são considerados prematuros. Nascer antes do tempo pode ser um risco para a criança, e todas as complicações e taxas de sobrevida estão relacionadas a quão prematuro ela é.

Existem vários motivos que fazem o parto acontecer antes do tempo. A antecipação pode se dar por intercorrências relacionadas à saúde do bebê ou da mãe, levando a uma decisão médica. Por vezes, as contrações podem se iniciar antes do tempo ou a bolsa d'água pode se romper, provocando o nascimento prematuro de forma espontânea. Alguns grupos apresentam risco maior, como as grávidas de gêmeos, as adolescentes e as que engravidaram com o auxílio de reprodução assistida.

Graças à tecnologia e aos novos medicamentos, um número cada vez maior de prematuros termina seu desenvolvimento fora do útero com sucesso. Porém, os problemas mais comuns são relacionados com a imaturidade, seja do intestino, dos rins, do coração, do sistema de defesa do corpo (imunológico) ou dos pulmões. O bebê pode não conseguir respirar sozinho ou, mesmo, sugar o leite. Tudo passa a ser feito com a ajuda de aparelhos.

Os prematuros extremos podem ter que ficar três a quatro meses internados na UTI. Normalmente, vão para casa quando atingem 2 quilos, em média. Em outras palavras, o bebê só vai para casa depois que está igual ou próximo ao estado de um recém-nascido não prematuro. Mas os pais devem ficar próximos do bebê: a presença, não só da mãe, mas também do pai, é fundamental para a recuperação dos bebês prematuros. São crianças que, a toda hora, sofrem intervenções ou estão ligadas a aparelhos que as pressionam ou as apertam. Sentir o toque da mãe e o afago é essencial para o bem-estar emocional delas. Contudo, lembre-se: lavar as mãos antes de entrar na UTI e higienizá-las antes de tocar o bebê prematuro são cuidados essenciais para a proteção dele.

O papel do pai também é apoiar a mãe, pois quando a mulher dá à luz um bebê prematuro, ela pensa ser responsável por isso. Ela imagina que o bebê nasceu antes do tempo porque trabalhou demais ou por qualquer outra coisa que tenha feito "de errado". Além disso, depois de um parto prematuro, o pai pode se sentir dividido entre seu bebê, a parceira, outras crianças e responsabilidades mais amplas. Pode ser difícil construir um relacionamento com seu bebê prematuro, mas ficar próximo já é um grande começo.

Fazer um pequeno diário e tirar fotos ou vídeos pode ajudar você a se sentir mais conectado com o seu bebê. Como pai, você tem uma grande influência no desenvolvimento de seu filho, desde o nascimento. Os recém-nascidos já estão prontos para se conectar com seus pais. Quanto mais cedo você segurar o bebê prematuro e se envolver em seu cuidado, mais cedo sentirá carinho e amor por ele.

O contato "pele a pele", também conhecido como "cuidado canguru", entre o pai e o bebê também é uma ótima forma de se relacionar com o prematuro e de sentir-se conectado. Mesmo que não possa segurar o bebê, você pode tocá-lo na incubadora.

Envolva-se enquanto seu bebê prematuro estiver no hospital, mas esteja atento: ter um bebê prematuro pode colocar pressão sobre o seu relacionamento.

MEU FILHO É UMA CRIANÇA ESPECIAL

Ao mesmo tempo em que se descobre uma gravidez, a família é tomada por uma alegria e um amor que nunca imaginou poder sentir um dia. O senso de responsabilidade pelo bebê e as preocupações com seu bem-estar começam a brotar. Quando os filhos nascem com algum tipo de necessidade especial, essas emoções, já tão intensas, terão que ser conciliadas com uma dose extra de paciência e perseverança. Ninguém espera ter um filho com algum tipo de necessidade especial, só que a realidade é que isso pode acontecer com qualquer casal.

Suas atividades cotidianas passarão a incorporar sessões de tratamentos médicos e terapias, mas os afazeres diários serão particularmente afetados. O dia a dia deixa de ser uma rotina e se transforma em uma sequência de desafios constantes.

Além de todos os estímulos de qualquer outra criança, cuidados especiais para desenvolver a movimentação do corpo, a habilidade da fala e a mastigação podem ser necessários. A criança também necessitará de atenção extra, socialização com outras crianças e um acompanhamento rígido na dieta.

Mesmo que as preocupações sejam inevitáveis, se forem excessivas impedirão a percepção de que esse acontecimento também pode ser uma oportunidade de fortalecimento do casal e uma chance de valorizar mais os momentos tidos como naturais para qualquer criança. As pequenas vitórias no cotidiano recarregam a energia dos pais: sentar, engatinhar, balbuciar um som ou apenas um olhar direto nos olhos passa a ser muito comemorado, pois foram batalhadas pela criança e pelos pais.

A agitação do dia a dia nos impede de vivenciarmos cada momento com intensidade. Um filho especial nos ensina que cada um tem seu tempo e que ele deve ser aproveitado da melhor forma possível.

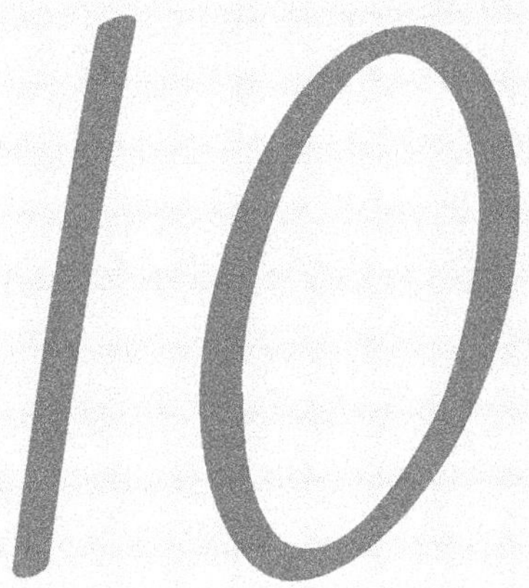

PLANEJAMENTO FINANCEIRO

Prepare-se, pois você gastará muito mais do que o esperado para comprar coisas que nunca imaginou. Comece a fazer um planejamento financeiro para ter um bebê assim que você puder – antes da gravidez, se possível. Alguns estudos americanos estimam que uma família de classe média gaste por volta de US$200 mil para criar uma criança até os 18 anos – sem incluir o custo da faculdade.

Reserve o máximo que puder, a cada mês, em uma poupança. O evento do parto pode ser caro, bem como todas as compras que precisará fazer pela primeira vez. Existe sempre uma dúvida de quanto representa uma poupança adequada. A resposta é: poupe tanto quanto possa economizar. Lembre-se que bebês "não assinam contratos" e, portanto, não seguem um fluxo de desembolso conforme a sua programação.

Consultar um grupo de pais mais experientes pode ajudar a saber quais são os gastos realmente necessários e os que poderiam ser evitados, por serem supérfluos. Existem listas e mais listas sobre o que é "necessário" para o bebê na hora do nascimento, no primeiro mês... Afinal, vivemos em uma sociedade que prega o consumo.

Prepare-se antes do nascimento, pois o tempo para compras após o nascimento do bebê será reduzido drasticamente – talvez a internet seja mais útil nesse período, já que, nela, ninguém se importa com quão alto seu bebê está chorando e você pode aproveitar qualquer momento livre para compras.

Aqui está uma lista inicial que pode ajudá-lo a pensar nas compras realmente necessárias:

1) Assento de carro: por lei, você não pode nem mesmo levar o bebê do hospital para casa sem um.

2) Berço: busque pelo padrão de segurança, pois o mais bonito nem sempre é o mais seguro. A decoração de quarto do bebê mudará após o nascimento, mesmo. Pacotes de fraldas, brinquedos que caem no chão... Tudo isso fará parte da sua realidade após a chegada de seu filho, portanto, estética não é tudo.

3) Carrinho de passeio: considere as opções de carrinhos de bebê que também se transformam em assento para o carro. Talvez possa ser uma boa opção para os primeiros meses.

4) Babá eletrônica: no passado, era um item muito caro, mas, atualmente, existem no mercado babás eletrônicas ou câmeras de vigilância com preço bastante acessível. Não precisa ser a mais cara. Alguns recursos você jamais utilizará.

5) Estoque de fraldas: fraldas nunca são demais, por isso, esteja de olho nas promoções, mas não se empolgue tanto. Para cada período da vida do bebê existe um tamanho e um modelo mais adequado. Alguns bebês se adaptam melhor a determinada marca ou modelo em detrimento de outras. Você não conseguirá fazer a troca das fraldas que estão em seu estoque.

Mesmo que sua parceira trabalhe, faça um plano financeiro para o período de licença-maternidade. Nesse período, possivelmente, os vencimentos dela serão menores e a família perderá alguma renda. Um orçamento bem pensado será sua ferramenta mais valiosa na gestão do dinheiro da família.

Se ainda não tem um orçamento, está na hora de criar. Se já tem um, precisa revisá-lo, para que caiba na nova família expandida. Use o orçamento antigo como ponto de partida para um novo. Passe por cada uma das despesas para ver se elas mudarão com o bebê. Por exemplo: seu aluguel ou prestações de imóvel provavelmente permanecerão no mesmo valor, mas as contas de concessionárias (água, luz e gás) tendem a aumentar em até 30%.

DECIDINDO QUEM CUIDARÁ DO BEBÊ APÓS A LICENÇA-MATERNIDADE

Um cuidador é mais do que uma babá para o seu filho, pois participará em alguns dos primeiros passos do desenvolvimento e da educação dele. Cuidar de crianças pode ser uma das maiores despesas a incluir no orçamento. Assim, muitas vezes, a escolha vem ao encontro de um equilíbrio entre o ideal e o possível para o cenário em que seu filho passará cinco dias por semana.

Uma das decisões mais difíceis para os novos pais é escolher se um dos pais permanecerá em casa por tempo integral. Essa decisão, apesar de carregar um grande componente emocional em sua análise, deve ser tomada usando critérios racionais.

Se ambos os pais contribuem para a renda familiar, é importante rever a receita líquida com que cada um contribui. Um emprego é mais do que apenas renda – também inclui despesas. Por exemplo: gastos com o deslocamento, como combustível depreciação do carro, passagens de transporte público ou outras despesas relacionadas ao transporte, precisam ser considerados, assim como os gastos com a alimentação no trabalho. Faça uma análise de quanto sobra do salário, para descobrir o quanto realmente perderá se ficar em casa.

A perda pode não ser tão grande como pensou. Mas, atenção: no Brasil, muitos benefícios estão atrelados aos vencimentos, como o plano de saúde. Esteja atento a todos esses fatores

Considere, ainda, os aspectos emocionais. O relacionamento pai-filho não pode ser asfixiante! Alguns pais anseiam pela companhia e pela conversa de outro adulto, pela satisfação de trabalhar e pela estrutura de um dia regular no escritório. Se decidir ser um pai "do lar", certifique-se de que exista uma estrutura familiar ou arranje uma babá de confiança que lhe permita sair de casa, de vez em quando, para que possa gastar algum tempo com cuidados pessoais ou, mesmo, um bate-papo com os amigos.

A creche pode ser uma opção atraente porque fornece um ambiente estimulante para as crianças e, normalmente, têm vários cuidadores trabalhando em determinado momento. Algumas permitem supervisão à distância, ajudando os pais a se sentirem confortáveis com o que acontece enquanto eles não estão lá. Você pode ter a sorte de ser empregado por uma empresa que oferece creche como parte de seu pacote de benefícios. Ademais, igrejas, escolas e centros comunitários geralmente disponibilizam serviços de creche mais baratos. Esteja atento se a creche possui profissionais treinados e se está devidamente licenciada para funcionar.

Porém, há situações importantes que precisam ser lembradas em relação às creches: elas fecham em feriados e, se o seu filho estiver doente, não será admitido. Horas extras e atrasos, por vezes, são cobrados pelas creches. No caso de doença do bebê, um dos pais precisará de uma licença do trabalho para cuidar dele.

Babás podem ser uma opção cara, dependendo da região onde os pais vivem. Tenha em mente que você passará a ser um empregador, então, será obrigado, legalmente, a contribuir para a Previdência Social e pagar o Fundo de Garantia e quaisquer outros custos, de acordo com as leis trabalhistas. Lembre-se de que as babás ficam doentes, ocasionalmente, então, pode ser necessário encontrar uma substituta em curto prazo ou faltar ao trabalho para cuidar do bebê, caso ela adoeça.

RESGUARDANDO SEUS DIREITOS

Se o pai está separado da mãe ou se nem chegou a ter um relacionamento com ela, mesmo assim, o bebê será dos dois e precisará, pelo resto da vida, da presença, dos cuidados, do apoio financeiro e, acima de tudo, do amor, tanto de um como do outro. Mesmo que o relacionamento não tenha dado certo, o casal deve fazer o possível para manter um bom diálogo. Pela lei brasileira, não há distinção entre direitos e deveres do pai e da mãe, portanto, os dois são igualmente responsáveis pelo bem-estar dos filhos até que eles completem 18 anos.

LIDANDO COM OS ADVOGADOS

Para alguns homens, a disputa familiar pode ser a primeira experiência com a justiça, portanto, seguem algumas dicas:

- Se o pai não tem condições financeiras para contratar um advogado, deve procurar a Defensoria Pública da União (DPU). Site: <http://www.dpu.gov.br/>;
- Seja sincero com seu advogado. Ele não poderá lutar por seus direitos se você não compartilhar com ele todos os fatos relevantes. Diga ao seu advogado tudo o que aconteceu em seu caso, de bom e de ruim. Não tenha medo de ser aberto e honesto;
- Antes de cada reunião com seu advogado, anote as perguntas ou questões que você deseja discutir. Isso poderá ajudá-lo a entender o que está acontecendo;
- Comunique seu advogado o que você quer. O trabalho dele é ajudá-lo a obter o que você deseja na Justiça. Por exemplo:
  - ✓ Com quem você quer que seu filho viva;
  - ✓ Quantas vezes você deseja visitar seu filho;
  - ✓ Que tipo de ajuda você acha que o seu filho precisa.
- Pergunte seu advogado sempre que não entender alguma coisa. Os sistemas judiciais e de bem-estar infantil podem ser confusos. É importante

que você entenda esses sistemas para que possa obter o resultado que deseja para si e para seu filho;

• Discuta as opções. Seu advogado analisará a lei e as informações que você fornecer para dar-lhe conselhos jurídicos sobre o que deve ser feito em seu caso. Ouça, cuidadosamente, e decida se quer seguir os conselhos. Seu advogado tem os melhores interesses em mente, mas, se você não concordar com as sugestões dele, converse, para que você possa conhecer suas opções;

• Mantenha contato. Anote o nome de seu advogado, o telefone e o endereço. Contate seu advogado quando houver perguntas ou preocupações. Reúna-se com ele antes da audiência judicial para atualizá-lo sobre o seu caso e o que deve acontecer durante a audiência;

• Organize seu próprio arquivo e compartilhe documentos importantes. Possua cópias de todos os papéis obtidos de qualquer pessoa envolvida no seu caso.

Mas lembre-se de que são obrigações mínimas dos pais:

• Dirigir a educação;
• Exercer a guarda.

Com a guarda compartilhada, a criança pode ter dois lares, mas viver majoritariamente em um deles, de acordo com o que for combinado entre o pai e a mãe. A guarda compartilhada compreende a divisão de direitos e deveres entre os pais quanto à criação e à educação dos filhos, ou seja, envolve a decisão conjunta sobre tudo o que for relacionado às crianças. Pagar pensão não isenta ninguém de participar ativamente da vida do filho.

Ainda que fique decidido que a criança deve morar com a mãe, é preciso estabelecer em quais períodos o pai ficará com ela. O combinado pode ser, por exemplo, todo fim de semana, um fim de semana sim, outro não ou dois pernoites por semana.

ALGUNS DEVERES SE INICIAM NA GESTAÇÃO

Com a lei 11.804, sancionada em 2008, chamada de Lei dos Alimentos Gravídicos, a responsabilidade do pai passou a valer desde a concepção. Tem esse nome porque, por "alimentos gravídicos", entendem-se todos os recursos financeiros envolvidos da concepção ao parto. Dessa forma, ficou estabelecida a obrigação de o pai dar suporte à mãe durante os nove meses.

É também dever paterno custear alimentação especial, assistência médica e psicológica, exames complementares, internações, parto, medicamentos e demais prescrições preventivas e terapêuticas, a critério do médico, além de outras que o juiz considerar pertinentes. Caso isso não ocorra, é concedido à mulher o direito de ir à Justiça e exigir que se cumpram tais obrigações.

O cuidado paterno com o bebê é indissociável do cuidado à gestante, então, durante o pré-natal, é importante estabelecer uma comunicação direta com a mãe. Partilhar responsabilidades faz com que nem a mãe nem o pai sintam-se sobrecarregados e, dessa forma, apresentem mais disposição e disponibilidade emocional para o bebê.

DIREITOS DO PAI MESMO QUE ESTEJA SEPARADO

O pai tem o direito, garantido pelo Marco Legal da Primeira Infância, de se ausentar por até dois dias do trabalho, sem prejuízo do salário, para acompanhar consultas e exames.

Outro direito dos pais que trabalham é a licença-paternidade, que no Brasil é de cinco dias consecutivos, a partir do nascimento do bebê. O pai adotivo também tem o mesmo direito. A licença-paternidade é um dispositivo importante, pois permite que o trabalhador se ausente do serviço para auxiliar a mãe de seu filho, que não precisa, necessariamente, ser sua esposa, para compartilhar os cuidados primários e, também, para registrar a criança em um cartório.

DIREITOS RELACIONADOS À CRIANÇA

Enquanto a criança estiver com o pai, a mãe não pode impedi-lo de levá-la a determinados lugares, como à casa de um parente ou a seu local de trabalho, desde que haja bom senso e não exista uma restrição expressa judicialmente, como direito de visita sempre sob a supervisão da mãe ou de pessoa de sua confiança.

A pensão é um direito do seu filho. Não há um valor pré-determinado para a pensão, sendo considerado por juízes um equilíbrio entre as necessidades da criança e as condições financeiras, tanto do pai como da mãe. Os juízes podem até aplicar o tradicional percentual de 30% sobre o salário líquido, porém essa quantia pode variar, por exemplo, se o pai possui filhos de outras uniões aos quais também paga pensão alimentícia ou alimentos. Apesar de a pensão ser obrigatória, o pai não pode ser impedido de ver o filho por falta de pagamento. Contudo, esteja atento, porque pode ocorrer uma ação contra quem não pagar, que pode até levar à prisão.

LEGISLAÇÕES QUE SE REFEREM AOS DIREITOS DOS PAIS

O Guia do pré-natal do parceiro para profissionais de Saúde, do Ministério da Saúde, lista as leis mais importantes relacionadas aos direitos dos pais:

- **Lei 9.263/96:** dá direito a todo cidadão brasileiro a todos os métodos cientificamente aceitos de concepção e contracepção;
- **Lei federal 8.069/90:** direito ao acompanhamento de crianças e adolescentes internados;
- **Lei federal 11.108/05:** direito de um acompanhante durante todo o período de trabalho de parto, parto e pós-parto imediato;
- **Portaria 2.418/05:** define como pós-parto imediato o período de dez dias após o parto e dá cobertura para que o/a acompanhante possa ter acomodação adequada e receber as principais refeições;
- **Portaria 48/99, do Ministério da Saúde:** dispõe sobre o planejamento familiar e dá outras providências;
- **A licença-paternidade de cinco dias foi concedida pela *Constituição Federal*, de 1988, em seu artigo 7º, inciso XIX, e pelo artigo 10, § 1º, do Ato das Disposições Constitucionais Transitórias (ADCT);**
- **Portaria 1.944, de 27 de agosto de 2009:** institui no âmbito do SUS, a *Política Nacional de Atenção Integral à Saúde do Homem* (PNAISH);
- **Portaria 930/12: define** as diretrizes e os objetivos para a organização da atenção integral e humanizada ao recém-nascido grave ou potencialmente grave e os critérios de classificação e de habilitação de leitos de Unidade Neonatal no âmbito do Sistema Único de Saúde (SUS);
- **Portaria 1.683, de 12 de julho de 2007:** aprova, na forma do anexo, as Normas de Orientação para a Implantação do Método Canguru;
- **Portaria 1.130, de 5 de agosto de 2015,** que cria a *Política Nacional de Atenção Integral à Saúde da Criança* (texto disponível em: <http://bvsms.saude.gov.br/bvs/saudelegis/gm/2015/prt1130_05_08_2015.html>);
- **Portaria 371, de 7 de maio de 2014:** institui diretrizes para a organização da atenção integral e humanizada ao recém-nascido (RN) no Sistema Único de Saúde (SUS);

- **Portaria 3.242, de 30 de dezembro de 2011:** dispõe sobre o Fluxograma Laboratorial da Sífilis e a utilização de testes rápidos para triagem da sífilis em situações especiais e apresenta outras recomendações;
- **Portaria 29, de 17 de dezembro de 2013:** aprova o *Manual Técnico para o Diagnóstico da Infecção pelo HIV em Adultos e Crianças* e dá outras providências;
- **Portaria 3.275, de 26 de dezembro de 2013:** altera a portaria 77, do Ministério da Saúde, de 12 de janeiro de 2012, que dispõe sobre a realização de testes rápidos, na atenção básica, para a detecção de HIV e sífilis, assim como testes rápidos para outros agravos, no âmbito da atenção pré-natal para gestantes e suas parcerias sexuais;
- **Portaria 1.271, de 6 de junho de 2014:** define a Lista Nacional de Notificação Compulsória de doenças, agravos e eventos de saúde pública nos serviços de saúde públicos e privados em todo o território nacional, nos termos do anexo, e dá outras providências.

www.ingramcontent.com/pod-product-compliance
Ingram Content Group UK Ltd.
Pitfield, Milton Keynes, MK11 3LW, UK
UKHW061827190726
13853UKWH00009B/2472

9 788584 001132